遇見·肿瘤名医（第一辑）

挖掘有温度的医疗故事

传递最人文的医学情怀

撰稿人·戴戴

上海科学技术出版社

图书在版编目（CIP）数据

遇见·肿瘤名医.第一辑/戴戴撰稿.—上海：上海科学
技术出版社，2017.10
ISBN 978−7−5478−3665−1

Ⅰ.①遇… Ⅱ.①戴… Ⅲ.①肿瘤−诊疗 Ⅳ.① R73

中国版本图书馆 CIP 数据核字（2017）第 217913 号

遇见·肿瘤名医（第一辑）

挖掘有温度的医疗故事 传递最人文的医学情怀

撰稿人 戴戴

上海世纪出版（集团）有限公司

上 海 科 学 技 术 出 版 社 出版、发行

（上海钦州南路 71 号 邮政编码 200235 www.sstp.cn）

浙江新华印刷技术有限公司印刷

开本 890×1240 1/32 印张 7.5 插页 16

字数 250 千字

2017 年 10 月第 1 版 2017 年 10 月第 1 次印刷

ISBN 978−7−5478−3665−1/R·1445

定价：58.00 元

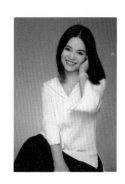

戴戴 戴志悦

独立医疗记者，生命故事记录者
"医生医事"自媒体作者
人民日报《健康时报》编辑部原副主任
腾讯网健康频道原副主编
《郭应禄院士传》作者

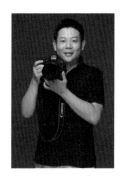

汤彦俊

中国新闻社摄影记者
长期从事新闻采访工作
参加过全国两会、建国六十周年庆、奥运会、亚运会等报道

癌症·运气·勇气

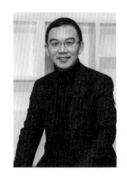

郎永淳
找钢网首席战略官
知名主持人

我是一名乳腺癌患者家属。

妻子从发现乳腺癌至今整整 7 年，中间经历了肝转移。现在，无论是影像学检查还是血清指标，在她的身体里都已经查不到癌的踪迹。也许，她与乳腺癌能友好地相伴一生。

这种情况在医学上被称作"临床治愈"，大家都说，我们创造了一个小奇迹。所以，科学就是不断地假设，不断地论证，通过不断挑战不可能，让今天的不可能成为明天的现实。

2010 年秋天，我拿起媳妇的 iPad 翻着，"中医治疗乳腺癌"的页面弹出，我突然意识到了什么。在她平静的回述中，我才知道，患乳腺癌的消息她已经瞒了我十天了。我无法想象这十天中的每一天她是怎么过来的？！这十天，于她而言是怎样的漫长。

我紧紧抱住妻子，安慰她："不要怕，乳腺癌是癌症中愈后效果最好的，其实就像感冒一样——我们马上就住院，积极治疗。"

妻子很快做了手术，紧接着做了术后化疗。然而，2012 年的 12 月 12 号，那天北京下着小雪，我却被医生告之，PET 敏感地检出妻子肝脏上有异常，这极可能意味着，已经做完乳腺癌治疗两年的妻子，病情发生了转折。几天后，妻子的复查结果出来，所有医生给出近乎一致的答案：乳腺癌肝转移。

两年来，对于病魔，我们可以乐观面对，循序渐进地治疗，但它却又一次无声无息地找上门来：乳腺癌肝转移。而一旦出现转移，五年生存期是一个大关卡。不能闯过去，吴萍的生命可能会在 2015 年终止；能闯过 2015 年，下一个坎儿，则能否闯过 2020？吴萍本人能否面对？我如何面对？儿子怎么面对？我们仨怎样共同应对这突如其来、就在眼前、不能回避的变故？

抗癌战役从 2013 年元旦后再次打响。治疗期间，一位老友从美国归来，分享波士顿美景，提议让吴萍换个环境养病，或许对身体有益。那年 1 月，从北京市环保监测中心的数据来看，一个月仅 4 天空气优良，剩下 20 多天都是雾霾，对一个癌症患者来说是什么心情？从病房里透过窗户，往外看，往里看，心情一样烦躁。于是我们一家三口做出决定：母亲去美国养病，儿子读书陪伴，父亲全力支持。

2013 年夏天，妻子带着儿子远赴美国，而我留在国内过起了临时单身汉的生活，我对她说："其实不管你什么时候离开我都会痛苦，但是你离开的状态会决定我痛得有多深、有多久。"

2013 年岁末，妻子回北京做检查。这一次的检查结果是："一切正常！"

2015 年底，经过医生检查，吴萍无论是肝脏上的转移点还是血液里的肿瘤细胞，现有的医疗手段都查不出来，美国医生激动地说："你很了不起！"

到底是环境、运气，还是勇气？

我曾在不同场合多次解释过，由于我们只是旅居在异国他乡的中国游客，没有当地的保险，在美国，我们家治不起病。

有一次，妻子突然有急性病症出现，好心的房东联系他的家庭医生将她转诊到医院救治，15 分钟的一次门诊，寄来的账单上医生费用是 680 元美金。医生开了一张检查单，有 3 项检查：磁共振、CT 和骨扫描。美国医生对她说："你还是买一张机票回北京检查吧。"

这三项在国内加起来不足 1 万元人民币的检查费用，在美国是 3 万美金报价。所以，如果你说我们看病难、看病贵，其实和美国相比，中国医药检查真不贵。这是我非常切身的感悟。

其实，相对于欧美国家，我们国家的乳腺癌发病率并不高，哪怕是在高发地区，10 万人中也就50 ～ 60 人会患上乳腺癌，结果我们不仅中招了，还在手术后 2 年内就发生了肝转移，似乎不太走运。

那么，患上癌症真的是因为运气不好吗？

我从常识角度出发，朴素地认为：疾病的发生包括癌症不是因为倒霉的运气，不是因为基因的突变，事物的发生发展一定有其内在的逻辑、过程、规律，偶发的坏运气不能拿过来给患者和家属做解释。但是偏偏在 2015 年初，美国《科学》杂志给出了与此截然相反的说法。不过，2016 年初，同样顶级的英国《自然》杂志再次让我们回归到常识的角度。

对于肿瘤发生机制的研究和争论还会延续下去，不过，雄心勃勃的科学家已经准备在十年之后攻克肿瘤难关，基因组图谱现在已经完成，药物研究取得突破，肿瘤细胞的伪装外衣可以被识破，自身免疫细胞可以去打败这些坏蛋。或许，十年之后，我们再面对肿瘤，就如感冒一般，再不用恐惧。

不管科学界如何争论，做好自己能把控的，仍是第一要务。我们仍要在生活起居习惯及环境上做些努力，必要的预防不可或缺。美国医生说，根据他的临床经验，几乎所有的肿瘤复发患者，都有一个重要的诱发因素：遇到重大的家庭变故、事业变故，心理受到波动，造成免疫力下降。

虽然，目前还没有医学指征告诉我们，最后是因为什么变故导致的复发，但从我个人理解来讲，心理剧烈的波动、生活及生理状态失控都有可能造成堤溃口。勇气是不可或缺的抗癌良药。

最后，我以一名患者家属的身份真诚奉劝大家：患病了别讳疾忌医，要相信医生，相信科学；没有患病的人，一定要有健康的身体和健康的理念，记住无论是金山银山还是绿水青山，都不如健康平安。

冬天终究会过去，几个月前可能还是冰天雪地，但时间总会带来绿草如茵。

是遇见·也是寻找

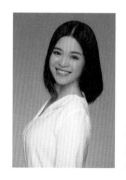

戴戴
独立医疗记者
生命故事记录者

我告诉 8 岁的女儿，我会把她写进这本书里，她两眼放光，兴奋得抑制不住地尖叫，有点不敢相信地说："真的吗？可我不是医生啊。"

我说："真的，因为妈妈很感谢你，这两年你包容我经常出差不能陪在你身边，经常熬夜不能陪你睡觉，还要忍受我的坏脾气。最重要的是，你告诉我，无论我怎么样，你都永远爱我。"

其实，我没有告诉她的是，我希望我所写的每一篇文章，等她能看懂时，她也能认为当初妈妈写的文章是正确的。

每一个人都在用自己的方式去认识生命。女儿让我重新体验生命，写医生的故事让我用另一个视角去认识生命。

真正的医学，有着科学的光彩，更散发着人性的光辉，前者让我好奇，后者则让我深爱。

"遇见·肿瘤名医"就是这样一个医学人文专栏，我们选择了肿瘤领域。癌症是众病之王，是人性、关怀、信仰的机会，也是挑战，每一个人迟早都有一次或者多次近距离接触的可能。面对癌症，无论医生还是患者，都有着对生命独特的体验和理解。寻找到能治愈癌症的药物或方法，是人类的心愿，但是否有一天可以终结癌症，我们无从知晓。

16 个月"遇见"14 位医生，辗转北京、上海、广州、南京四座城市。不惜时间和成本，坚持面对面的"遇见"。跟访了每一位医生门诊、手术、查房的临床工作，并进行深度专访，记录了许多患者故事。

有一次，我一边开着车一边给女儿讲故事，是魏丽惠教授的一个患者的故事。我说，有一个宝宝在妈妈的肚子里，可是妈妈突然发现得了癌症，需要马上治疗。但是治疗癌症的药有毒，可能会对宝宝产生伤害。女儿问："宝宝吃了这个药会怎么样？"我说："可能会生病或者死去。"女儿问："后来呢？"我继续讲医生治疗的过程，可是女儿不停地打断我，不停地问："后来呢？"我明白了她的意思："后来宝宝顺利出生了。"她又问："很健康对吗？""对，现在 1 岁多了，很健康。"她说："好了，那我就放心了，你接着讲前面吧。"

这是人类对生命有美好结果的一种本能渴望，孩子总是能最直接地表现出来。医生面对患者时，就怀有这样一种本能愿望，并且使用手中的技术使这种愿望成为现实。

"遇见·肿瘤名医"系列中的 14 位医生，性格迥异，也有很多共同点。

他们都是中国顶级的肿瘤临床医生，在中国上市的几乎所有的肿瘤新药，都是在他们手中进行临床研究，包括各种化疗药、靶向药、这两年红透半边天的 PD-1 肿瘤免疫疗法药物，以及人类第一支预防癌症的疫苗——宫颈癌疫苗等。

正如发明牛痘苗的爱德华·琴纳所言："从本质上来说，医学家就如同没有安全灯的矿工一样，在黑暗中摸索。"医学实践的过程是残酷的，吴一龙教授说，在做新药临床研究的背后，医生也许功成名就，也许一事无成；而患者也许能从中受益，生命得以延长，但也许什么都得不到。

无论关于肿瘤的新药研发和临床治疗如何进展，无论生命是终止还是得以延续，在抗癌的历史长河中，人类还要与癌症共存很长一段时间。在这个共存的路上，医生、患者和制药企业，应该是永远的伙伴，而不是敌人。

"遇见·肿瘤名医"系列的 14 位医生，都出生于二十世纪五六十年代，童年、学生时期，都经历过新中国初期的阵痛，他们懂得苦难和人性，更懂得奋进和希望，他们的成长有着很深的时代烙印。写他们的故事，并不是要写他们的光环，而是想知道光环背后他们所付出的努力。他们的自我成长经历，对人生阶段性的整理，以及对医学的理解、对世界的认识、对生命感悟，正是"遇见·肿瘤名医"系列最珍贵的财富。

这是特殊的时代，有着体制落后与时代发展造成的巨大冲突，还有各种媒体、自媒体、社交平台在意识形态领域有意或无意制造的混乱。

在如今的医疗环境里，每一个人都感到不舒服，无论是患方，还是医方。其实，医疗只是整个社会大环境的一个缩影，只是在这里，生与死、美与丑、善与恶、贫穷与金钱的对照更加集中而且突出。

面对诱惑，面对现实，在这个时代成长的年轻医生十分迷茫。年轻人应该怎样去成长？当医生的人应该是什么样的人？中国的医生缺少什么样的人文？面对各种诱惑，医生如何坚守自己的初心？

对这一系列问题的思考，在这本书中都能看到，这些医生用自己成长的经历和对医生这份职业的感悟，给出了自己的答案。

曾经听一位牧师说："教养问题不是教育问题，而是生命问题，是子女在我们身边有限的十几年里，我们如何用生命去影响他／她。"医学教育也是如此，"遇见"的 14 位医生，都是导师，培养着学生和年轻一辈的医生，教导他们如何对待患者、如何对待职业、如何对待医学，不断影响着下一代的医生。

对于疾病，患者与医生的视角天然是不同的。美国女哲学家图姆斯在以自身罹病经历写下的《病患的意义》一书中说道："医生，您只是在观察，而我是在体验。"

但医生也会成为患者。魏丽惠教授 8 年前曾被检查出肺癌早期，并做了手术。她说："成为患者之后，我真实体会到患者的迷茫、焦虑、为难和猜测，对生命的猜测。"在书稿最后的确认审稿中，年逾七旬的魏丽惠教授还在谨慎地修改着字句，医生要对患者"do no harm"，文字也要守住这个原则，不能"吓"到患者。她说："科学发展到现在，癌症已经是世界公认的慢性疾病了。"正如有一位肿瘤科医生曾说过："上帝让我患上肿瘤，是为了让我成为更好的医生。"

我在采访，更是在寻找，寻找在我国医疗中缺失的人文关怀。关于人性、关于信仰、关于死亡、关于社会现实，"遇见"的医生们都有着深刻的反思。而更让我感动的是，专访中我们之间对这些问题的讨论，他们毫不犹豫地同意原样呈现。这种责任感和担当，也更让我感到这本书的意义。书中汇集了 14 位优秀临床医生人文思想的精华，不仅对年轻的医学从业者，对我们所有人，都将会有重要的启发。

我相信，这个时代人文的缺失，只是社会变革中必经的过程和代价，只要我们不懈地努力，就算她可能迟到，但她必将回归。

每一个人都会成为患者，但并不是每一个都能成为医生。医生是一个有深度的职业，每天面对患者，是真正的社会观察家。我作为一名记者，在诊室里坐在他们的身后，查房时站在他们身边，手术时站在一旁。我不仅收获了医生们真诚的友谊，还获得了人生最珍贵的成长机会，让我能够静下来、沉下去，从医生的视角去认识疾病和生命。

感谢采访的每一位"肿瘤名医"对我的信任，给我充分的采访时间和极大的耐心，并毫无保留地对我畅谈他们的所思所想。"遇见·肿瘤名医"的系列文章两年来陆续发表在我的微信公众号"医生医事"上，虽然只有14篇人物报道，但每一篇文章都在行业内引发一次"刷屏"，后台收到读者的大量留言和文章评论，是支撑着我在这条"非主流"的孤独之路上坚持下来的重要力量。

感谢郎永淳老师从患者角度对癌症和生命进行的思考。他的妻子7年前罹患乳腺癌，并创造了临床治愈的奇迹。他用自己的经历和经验提醒我们，爱，是面对一切困境永恒的力量；也提醒每一个人，患病了别讳疾忌医，要相信医生，相信科学。

感谢每一位出现在我文章中的患者，为了保护隐私，我隐去他们的真实身份信息，在此对他们表示感谢，也恳请所有的读者，尊重他们，保持应用的界限。

生命的舞台属于医生和患者。

感谢我的好搭档阿汤哥，作为曾经的职业排球运动员，身高的优势让他的镜头有独特的视角，而且一进入工作状态，就像打比赛一样高度专注和全力以赴。人物抓拍需要极强的观察力，要在最短时间内揣摩出人物的特点，身手还要足够敏捷才能把那瞬间留在镜头里，在这方面，阿汤哥新闻摄影记者的深厚功力，让我十分佩服。由于我们分处京沪两地，每次采访都要可钉可铆地算计时间，在上海他还要充当我的翻译。每一次跟着医生起早贪黑地工作之后，阿汤哥总能找到当地最好吃的饭馆，哪怕是在我的地盘——北京，有一次被意外"放鸽子"之后，我们对着烤鸭大快朵颐。阿汤哥平时很少和医生打交道，加入"遇见·肿瘤名医"团队后，每个月都要在肿瘤科摸爬滚打，这对他的心理承受力是极大的挑战。刚开始时，一见到医生就想开药，14位医生全部拍完之后，他终于"百毒不侵"了。对了，忘说了，"娇小"二传手阿汤哥，身高一米九。

感谢张咏晴、戚媛、袁梦等好朋友两年来给我的所有帮助、尊重和全然信任；感谢上海科学技术出版社，在最后一期"遇见·肿瘤名医"后短短一个月内，新书便得以高质量地出版，出版社编辑们的敬业精神和实力有目共睹。

最后要特别感谢"遇见·肿瘤名医"专栏的合作方——默沙东公司，2年来对栏目给予的无私支持，给了我作为记者充分的自由，使我能独立采访和写作，只为做一件正确的事——传递医学人文情怀。正如，乔治·默克所说"我们应该永远铭记，药物是为人类而生产，不是为追求利润而制造的"。

做正确的事，一切都将随之而来。

曾经和女儿一起读过一本绘本，书名叫作《花婆婆》，书中爷爷对儿时的"花婆婆"说人生要做的三件事：一，要看很多的书；二，要去很多的地方认识很多的人；三，要做一件让世界更美丽的事。

如果这一年多来14次的"遇见"是在做第二件事的话，我希望这本《遇见·肿瘤名医》能够成为第三件事。

戴戴

2017年8月

于北京

目·录

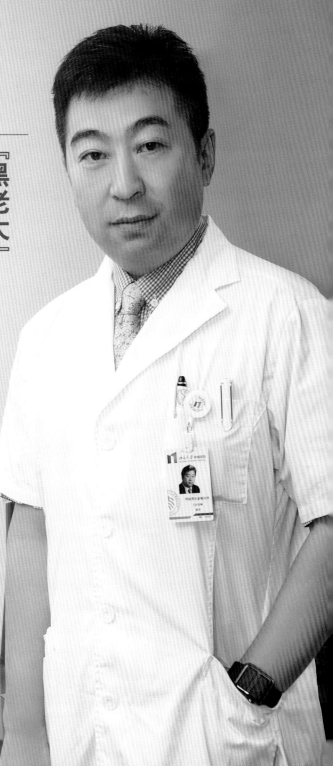

郭军

★

『黑老大』

死磕癌王黑色素瘤的血性

北京大学肿瘤医院副院长
肾癌黑色素瘤内科主任
中国临床肿瘤协会（CSCO）秘书长

专业方向
肾癌·黑色素瘤

北京大学肿瘤医院副院长，中国黑色素瘤的学科领头羊，
人称"黑老大"，天蝎座。

他酷爱骑行，曾经远赴台湾环岛骑行。平时一得空闲就独自飚到
香山脚下，换上酷炫的行头，全身心投入骑行几十公里，精疲力
尽却身心轻松。

他喜欢滑雪，而且是挑战最酷的单板。有一年去瑞士开完会，在
返程的火车上，看着沿途的雪景，美到让人窒息，于是说停就停，
来了一次单板之旅。在无数次摔得人仰板翻之后，终于把单板滑
稳了，他随即写了一篇掌控单板和人生的关系的小散文，风趣幽
默又富有哲理。

他从小喜欢《福尔摩斯探案全集》，那石破天惊的想象力，密不透
风的思维逻辑，豁然开朗的结论，打通了他日后科研探索的任督
二脉：要有想象力，并找到方法去验证。

他能在路边一个不起眼却干干净净的小饭馆，发现"最好吃"的
烤鱼，他办公桌上摆着各种自制的豆腐乳、辣椒酱。但平时，他
几乎忙得来不及吃饭，累了泡壶茶，心满意足。

当我问他，你天天这样不觉得累吗？他回答说：这就是我的生活，
我很享受。

遇见·郭军
"黑老大"死磕癌王黑色素瘤的血性

癌症，是"众病之王"，治愈，是人类的心愿。

认识郭军教授很多年，有趣的故事一箩筐，但他总说：不能写，否则人家该说这哪像个教授啊。

那么，教授应该是什么样呢？

他说："中国的教授走出去要显得帅气阳光，充满活力，不仅外表要得体，更重要的是自信，任何场合都不怵。"然后一脸的故作正经："别忘了，我其实是位来自中国的德高望重的教授。"说完自己也忍不住哈哈大笑。

郭军教授，他创建了中国第一个黑色素瘤专科病房，见证和参与了人类与这个"癌王之王"抗争史上的每一次重要飞跃。如今这个万恶的疾病，甚至成为肿瘤治疗的"风向标"——被认为是革命性进展和未来肿瘤治疗方向的免疫疗法，就是从黑色素瘤开始证明其神奇，然后才逐渐应用到其他肿瘤并取得成功的。

在他45岁那年，他站在了全球最顶尖肿瘤大会ASCO（美国临床肿瘤大会）上做黑色素瘤的研究报告，成为第三位站在这里的中国学者。这项研究，改写了美国的肿瘤临床指南。

他领衔推动了中国黑色素瘤规范诊疗体系的建立，并成为中国乃至亚洲大部分黑色素瘤领域药物临床试验研究的PI（项目总负责人），包括当前最闪亮的"明星药物"PD-1/PD-L1抑制剂，比如，在美国前总统卡特身上发挥奇效的PD-1抑制剂派姆单抗（Pembrolizumb, KEYTRUDA），该药在中国黑色素瘤的临床试验都是由郭军的团队领衔开展的。

1

黑色素瘤是由于皮肤中的黑色素细胞恶变引起的，简单说就是身上的痣恶变成肿瘤了。

一名年轻的患者，截去了小腿，层层叠叠的黑色素瘤爬满大腿。跟访查房那天，一进病房突然见到这样的情景时，毫无心理准备的我，瞬间头皮发麻。

私下里我好奇地问郭教授："您第一次遇到时，会有生理上的排斥反应吗？"

"没有，只是想他多痛苦啊，我得帮他。"他回答得轻描淡写。1 个月后再提起这个细节，他都忘了，他说："可能医生的审美有点奇怪，我第一次在显微镜下看到黑色素瘤细胞时，甚至觉得挺美的。"

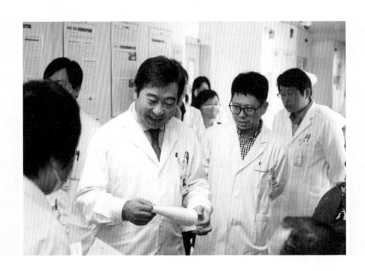

·"得了肺癌、乳腺癌的话，有那么多专业的医生给他们看病，得了黑色素瘤，就没人给他们看病，这太不公平。"

1999 年考上第二军医大学曹雪涛院士的免疫学博士，3 年的基础研究，让他对自己亲手培养的黑色素瘤细胞产生了浓厚兴趣。

显微镜底下那亮晶晶的细胞，生命力极强，给一点培养剂，它就野蛮分裂，一夜就从 1 个变成 100 个。他想起了之前临床工作接诊过的几个黑色素瘤患者，什么治疗都无效，眼睁睁地看着他们半年后死去。这些看起来很美却穷凶极恶的黑色素瘤细胞，激起了这位在马背上长大的内蒙古汉子的斗志。

一心想搞这个专业的郭军，2003 年调入北京大学肿瘤医院淋巴瘤科，朱军主任给了他 10 张病床，专门收治肾癌和黑色素瘤患者。

年轻的郭军带着更年轻的盛锡楠，使出浑身解数，无论化疗、放疗都奈何不了黑色素瘤。而隔壁淋巴瘤患者的化疗效果奇好，1 个周期就能让肿瘤快速缩小。

现实太让人沮丧，没有特效药，治疗的黑色素瘤患者很快就离去了，医生没有成就感，没有尊严，没有地位，连出去开会学习都没机会。

一名医生如果选择了这个专业，可能意味着一辈子默默无闻和清贫。

"但是，患者也不想得黑色素瘤，可是他没得选啊，得了肺癌、乳腺癌的话，有那么多专业的医生给他们看病，得了黑色素瘤，就没人给他们看病，这太不公平。"郭军说，既然是自己喜欢的事，那就别在意其他，而患者的极度依赖和信任，更坚定了他的信心。

2

它如此凶险，6 年前全世界还都拿它没辙。

·"国外研究已经证明，截肢与不截肢仅进行皮肤扩大切除的效果是完全一样的，患者总生存时间完全一样，所以没有必要截肢。"

郭军还记得，有一年 ASCO 大会上的黑色素瘤主题报告，"那位教授总结来总结去，最后的三张幻灯，第一张，surgery（手术），再按一张，surgery，再按一张，还是 surgery。也就是说除了早发现，尽快手术切除，没别的招。"

黑色素瘤在欧美国家的恶性肿瘤发病率中排名第 5，并且还在逐年升高，在中国发病率较低，属于少见疾病，但近几年发病率也呈快速上升趋势。

尽管遭遇各种反对，但北京大学肿瘤医院，这家研究型教学医院的领导，还是决定在国内率先搭建一个专业的平台，用来研究和治疗这个疾病。

2005 年 12 月，国内首个肾癌和黑色素瘤专科病房成立，郭军担任主任，一共 14 张床，5 位医生也成为当时国内第一批黑色素瘤的专科医生。

当时的黑色素瘤治疗现状，国际上混沌一片，中国则一片混乱，没有专业的医生，没有基本的治疗规范，中国黑色素瘤患者预后极差。

尽管不好治，但病还得治，事还得干。

潜心钻进去后，郭军发现，国外有循证医学支持的规范治疗方法中，还是能翻出一些被证明有效的好办法。

于是他做了两件事，把国外的标准化治疗引进中国，再向全国推广规范化的治疗。

首先，静脉化疗的有效率只有 7%，虽比没有强，但要规范才能发挥最好效果。"再就是，不~能~再~截~肢~了！"郭军每次在门诊看到截手指、截胳膊、截腿的患者就感叹。

很多人是从 2010 年《非诚勿扰 2》"李香山"脚上那颗癌变的黑痣开始知晓这个病。专业上，这叫肢端黑色素瘤，很容易发生移行转移，即从一个黑点

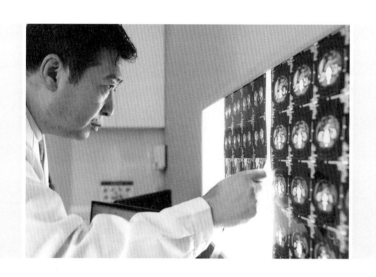

疯长得满腿满胳膊都是，每个黑点还迅速增大，变成大疱，大疱摞小疱，溃破、流水、流血。

患者的痛苦可想而知，医生却一点招都没有，对付这种移行转移，化疗的效果不到1%，所以很多人就"壮士断腕"，以为能一了百了，结果截了小腿没多久，大腿又长满了。

"国外研究已经证明，截肢与不截肢仅进行皮肤扩大切除的效果是完全一样的，患者总生存时间完全一样，所以没有必要截肢。"郭军说。

截肢没用，那有有用的办法吗？

有！

在荷兰、澳大利亚、美国的学习考察过程中，郭军发现了一种叫"隔离肢体热输注化疗"的局部治疗方法。

即用止血带暂时阻断病腿供血，然后插管，把高浓度化疗药物从动脉管灌入，从静脉管回收，如此循环运转 1 小时。再换成生理盐水把药物冲洗干净，以免药物毒副作用扩散到全身，然后松开止血带让血液回流。

这种治疗对移行转移效果非常好，国外报道的有效率达到 80%~90%，每次治疗效果能持续半年到一年，而且能重复多次运用。

要知道亚洲的黑色素瘤一半以上都发生在肢端（国外只有 5%），最容易发生移行转移，所以这种方法对中国患者实在是太有用了。

郭军如获至宝，马上派了迟志宏医生去美国学习了半年，把这个技术扎扎实实地学回来，然后完全按照美国的配置，买相同的机器、管子、设备，用相同的配方、流程开展起来。

直到现在，全亚洲都只有郭军的病房有这项隔离肢体热输注化疗（ILI）技术，日本、韩国的患者都是来这里治疗。"哪怕到现在靶向治疗、免疫治疗的时代了，ILI 依然是一种实用、简单、快速、有效的办法。"郭军说。

那几年，仅仅就这几个动作，就让中国的患者获益匪浅。特别是早期的黑色素瘤患者，再也不用截肢断指了，只需要对皮肤进行扩大切除，再用大剂量干扰素辅助治疗，患者发展为晚期的概率就大大减小。到现在为止，大剂量干扰素依然是国际上术后辅助治疗的标准。

郭军一点一点的努力，得到了国内肿瘤界同行的认可和帮助。2007 年，中国临床肿瘤协会（CSCO）黑色素瘤专家委员会成立，郭军担任主任委员。

郭军说："当时除了我之外，别人都不研究黑色素瘤，而是在其他肿瘤有建树。但 CSCO 当时的主席秦叔逵教授说：'都去帮帮郭军吧，小瘤种也能做出大事情。'于是大家就都来了，成立了黑色素瘤的第一个专家组织，开始一起编写中国黑色素瘤诊治指南。"

这些历程，对一位医生来说值得骄傲，他改变了很多患者的命运。

郭军更感恩，他说中国的黑色素瘤能在前 5 年补完课，后 5 年实现齐平，并在这个专业里雪耻"零贡献"，是所有人努力的结果，特别与以孙燕院士为首的一批老一代"中国肿瘤人"的大力支持和帮助分不开。

3

"零贡献"的耻辱，郭军至今耿耿于怀。

2006 年夏，成立病房仅半年的郭军，去参加在美国芝加哥举办的全球肿瘤医生"朝圣"的大会——ASCO 大会，全世界 5 万多名肿瘤专家参会。一个外国朋友半开玩笑半认真地对郭军说："你们中国人对 ASCO 是'零贡献'"。

如此残酷，却是大实话。因为在那之前，中国学者的名字从未出现在 ASCO 黑色素瘤会场上，无论大会发言，还是墙报、摘要。这个汉子"悲从中来"，一个人坐在会场外默默流泪。"想想成吉思汗曾经金戈铁马，所向披靡，现在他们却说我们中国人'零贡献'，我就不信我们不如他们。"郭军回忆说。

擦干眼泪，郭军回到会场认真听课。从此，他成为"最爱开会的人"，所有国际会议，他都是一头扎进去就不出来，还自掏腰包参加更高级别的专家讨论会。他说自己就像块干海绵一样到处吸水，遇课就听，逢人就问，有疑问就提，会议的每一个摘要、简报都仔仔细细看，从中寻找回来能做的事。

就这样，这个孤独的黄皮肤的小伙子在欧美人群里特别显眼，他很勤奋又不失幽默风趣，收获了一群同时代研究黑色素瘤白人小伙伴的友谊。几年后，这些小伙伴都成了闪耀世界的黑色素瘤大腕，包括传奇的麻省总医院的 Keith

Flaherty 教授和美国纪念斯隆－凯特琳癌症中心医院的 Jedd Wolchok 教授。

人类与肿瘤的抗争史，也是一部新药的研发史。

别的瘤种治疗蒸蒸日上，特效药层出不穷，黑色素瘤却毫无突破，这群研究黑色素瘤的小伙伴各个灰头土脸。

2009 年的 ASCO 年会上要报告一项极重要的黑色素瘤药物临床研究结果。全球医生都寄予厚望，觉得将迎来首次破冰，郭军甚至都计划好了如何想办法把药拿到中国来做临床试验。

黎明前的黑暗伸手不见五指——大会报告了这次重要研究是"阴性结果"，即，再一次失败了。

郭军记得那年的国际黑色素瘤年会，异常沉闷，所有黑色素瘤专家都笑不起来，站在酒店大堂里郁闷地聊天。

但是，来年他们就迎来了黎明。2010 年 ASCO 年会上，美国的 Keith Flaherty 教授首次报告了治疗 BRAF 突变黑色素瘤的靶向药物 1 期临床结果。他一讲完，全场几千位黑色素瘤专家起立，热烈鼓掌，掌声经久不息。

很多人都哭了，郭军也哭了，"不是为 Keith，也不是为我个人，而是为这份努力多年的事业。"那些白发苍苍的老专家，做了一辈子，失败了一辈子，现在终于有一个特效药，有了一个能扼住恶黑喉咙的东西。

黑色素瘤的治疗从此进入了全新的靶向药物治疗时代，Keith 一举成为全球黑色素瘤第一大腕，随后调入美国麻省总医院主管黑色素瘤研究。

就像郭军读博士时观察到的一样，虽然黑色素瘤十恶不赦，一旦找到抑制它的关键，前景就豁然开朗。Keith 推开第一扇窗之后，紧接着，黑色素瘤

·人类与肿瘤的抗争史，也是一部新药的研发史。虽然黑色素瘤十恶不赦，一旦找到抑制它的关键，前景就豁然开朗。

的突破一个接一个，2016 年的 ASCO 全体报告中有 3 个是黑色素瘤的报告，Jedd Wolchok 教授的联合抗 CTLA-4 与 PD-1 的免疫疗法使黑色素瘤的治疗再次取得革命性突破。

中国的黑色素瘤在追了 5 年之后，郭军赶上了这趟国际快车。他和这群接连创造奇迹的小伙伴共同成长起来，中国的黑色素瘤诊治水平很快与国际齐平。

4

郭军总说自己"运气好"。

其实，当一个人在做一件正确的事时，上天会兴起整个环境来帮助他，成就他。

在黑色素瘤研究前景灰暗时，郭军有了一群铁杆患者，一个独立的病房和团队，一个专家组织，一群共同成长的国际小伙伴。

他的病房 2005 年底刚成立时，左手肾癌，右手黑色素瘤，都是冷门。可就在 1 年后，肾癌异军突起，救他们于水火。2006 年底，肾癌的第一个靶向药物问世，作为全国唯一的肾癌内科专科，他和他的科室声名鹊起。

接着运气越来越好，肾癌连续 7 个靶向药物上市，连同黑色素瘤也在全国的规范化诊疗推广中活跃起来。

"我们不仅生存下来了，而且越来越好。"郭军说，从 14 张床到现在 30 多张床，从三楼和中医科合用病房，到现在三楼的独立空间，医生也越来越多，雪球越滚越大。

继左手的肾癌火了之后，郭军右手的黑色素瘤也火了。

郭军成为"国际郭",与小伙伴们没有代沟,不仅得益于他性格里的不怯场,与他们人格上的平等,最重要的是他有"硬货"。

民族的就是世界的。

郭军团队在部分中国患者身上发现了致病的 *C-Kit* 基因突变,这种突变在欧美人种中较少见,却多见于亚洲的肢端和黏膜黑色素瘤患者。随后,他们把一种被外国人证明对黑色素瘤无效的靶向药捡起来,证明了对这种 *C-Kit* 基因突变的患者有奇效,控制率可达 70% 左右。

郭军团队的这项成功研究发表于国际顶尖学术杂志——《临床肿瘤学杂志》上,获得国际同道的一致称赞,并且随后被写入美国 NCCN 临床指南。随后他又带着另一项黏膜黑色素瘤的研究成果,站在了 2011 年 ASCO 大会讲台上。

他本人终于摆脱了"零贡献"的耻辱,在国际黑色素瘤界里有了一席

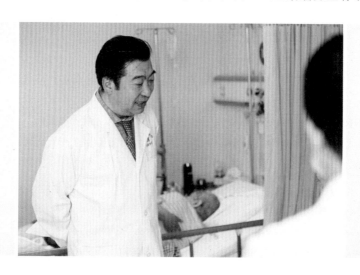

·他本人终于摆脱了"零贡献"的耻辱，在国际黑色素瘤界里有了一席之地。

之地。

国内黑色素瘤的药物临床试验也越来越多，现在正在进行的以郭军教授作为 PI 的临床试验就有 16 个，全病房的患者大部分都入组了临床试验，免费治疗。

5

医学的发展让黑色素瘤在专业圈内火了，近几年全国各地相继成立了很多黑色素瘤专科，专业的医生也越来越多。

几位进修医生第一天来报道时，郭军说："欢迎你们来到全国最火的黑色素瘤中心，在这里你会看到全球所有的黑色素瘤最新药物的中国临床试验。"

他说的就包括在美国前总统卡特身上发挥奇效的 PD-1 抑制剂派姆单抗（Pembrolizumab，KEYTRUDA），郭军正是派姆单抗治疗黑色素瘤临床研究的中国 PI（主要研究者）。

2016 年 8 月，90 多岁的卡特宣布罹患晚期黑色素瘤，虽然手术去除了肝脏上的转移灶，几个月后又出现多发脑转移，卡特已经"把命运交给上帝"。12 月 6 日，卡特突然宣布，他脑内的四个黑色素瘤转移灶已经全部消失，展示奇迹的就是派姆单抗。

PD-1 抑制剂如此之火，以至于，总想"一次性解决问题"的患者，一见到郭军就问："我能用 PD-1 抵制剂吗？"郭军说："你打牌时，总不能一上来就把大小王打出去吧？所以，要从最简单有效的治疗开始，给后面的治疗留

·"你打牌时，总不能一上来就把大小王打出去吧？所以，要从最简单有效的治疗开始，给后面的治疗留空间。"

空间。"

因为他知道"肿瘤细胞太聪明了"，它会根据你对它的"打击"不断进化，绕过你的各种"围追堵截"，每一种有效的疗法，都会经历耐药、无效的过程。所以卡特的脑转移灶消失了，但也只是暂时刹车，早晚有一天，新的转移还有可能卷土重来。

人类战胜癌症，还有很长的路，需要不断前行。

他说："对付黑色素瘤虽然没有一劳永逸的办法，但是希望当一种疗法失效后，会有另外一种新的有效的疗法出现，让患者获得最长期的生存。"

医学的发展，有了很多的特效药，加上这样的"名人效应"，从2010年的"李香山"，到2012年确诊黑色素瘤的谢霆锋，再到美国前总统卡特，5年多时间，黑色素瘤从"冷门"变成了最大的热门，几乎众人皆知。郭军去媒体做节目，从台上一下来，工作人员就排着长队撩衣脱袜请他"鉴定"身上有没有危险的痣。

有一次，郭军下班后去健身房跑步，他盯着前排跑步机上小伙子后背那颗黑痣，然后走过去对小伙子说，"你后背这颗痣可能是黑色素瘤，最好马上去医院看看。"对方白了他一眼，没理会。郭军不甘心，又凑上前去劝他去医院看看。"你有病吧？管我身上长什么痣！"小伙子急了。"你别生气，我是肿瘤医院的大夫，你明天去医院找我。"郭军不放弃，继续劝。第二天，小伙子果然来了。一做病理，这个坏痣，果然是黑色素瘤，很幸运的是还处于"非常早期"，手术切除后就等于彻底治愈了。

郭军经常用"继续活二三十年够吗？"来安慰他的患者，他们与郭军一直刻在心里的"红照君"比起来，幸福多了。

红照是郭军刚建病房不到半年时接诊的一位眼脉络膜黑色素瘤肝转移患者，清华高才生，又是同龄人，郭军不知不觉就陷入"共鸣"。

说起 10 年前的红照君，他依然在我面前无法控制地落泪了："如果现在让我来治红照，我至少有 5~6 种有效武器，每一种都能让他多活好几年。"

可是那个时候，他啥也没有。作为医生，竭尽全力让红照延长了 1 年多生命的他已经束手无策了，当红照临终前躺在病床上，问："还有办法吗？我真的不想死。"而他除了强忍眼泪，微笑着抚摸红照君的头，无能为力。

送走红照君，郭军偷偷跑回办公室大哭一场，然后一气呵成写下《纪念红照君》，后来《健康报》刊登了这篇文章。

现在的中国患者，有非常多的临床试验用药，这些药有些是国产的，有些是在国外已经验证有效并上市的。

遗憾的是，这些特效药在国外上市四五年了，却依然没能在中国上市，要么还在等待上市前审批，要么还处于临床试验阶段，或者还在等待临床试验的审批。正好处在临床试验阶段的药物，除参与试验的患者能用上之外，其他大部分患者都还无缘。

6

我问郭军教授："到现在为止，您认为自己的贡献是几？"

他笑了，但认真地说："比零多，但也就零点几。"

目前中国 99% 的新药临床试验其实都是在"验证"那些对国外患者有效的药对中国人是否有效。

剩下的 1%，就是"像广东省人民医院吴一龙教授那样，发现亚洲人肺癌特点，然后拿到有效药物进行临床试验。如果你能做出这样的原创性研究，你也有机会成为'中国贡献'。"郭军说。

但这样的"中国贡献"太少了，除了科研思维能力的欠缺之外，还有"审批之痛"，这就使得本来极缺的原创性研究，还常常在漫长的等待审批中错失先机。

郭军目前有一项重要的研究，已经在细胞和动物模型中看到了惊人的可喜疗效，但还在等临床试验的审批上，眼睁睁看着别人就要超过去，觉得有点惋惜。

"人家 1 个月就批下来了，我们却要等 1~2 年。等你审批下来开始做时，人家早就做出来并且发表了。"郭军很无奈。

用循证医学的方法进行疾病的临床研究，就是在治疗过程中遇到疑问的每一个岔路口，设置一个路标，告诉后人哪条路正确，哪条路走不通。把证明有效的路写成共识，写入指南，就是对人类、对医学的贡献。

"中国的研究者如果没有空间，没有机会，就只能当个跟随者，未来每个岔路口的路标上，都是写着别人的名字，而鲜有'Made in China'。"郭军说："这是我最痛苦的事，因为我无力改变。"

他随即阿 Q 般自我安慰："其实，没有贡献，我们的日子也照过，而且也过得很好。"他说，人生如骑车，你总会遇到大上坡与恶劣天气，与其天天抱怨你无法改变的事件，不如换一种心态，享受身边的美好。

但可以感觉到他内心的倔强，用北京大学肿瘤医院党委书记朱军教授的话说："这小子就是一个斗士，特别'顽固执着'的'黑老大'，根本放不下那个'中国贡献'。"

记者手记

第一次和郭军聊天，是多年前，他刚从宝岛台湾骑行回来，激情四射地讲着这次经历，那时候对这个专家就有点"惊艳"。

后来我担任腾讯网健康频道副主编时，邀请郭军来讲"痣"。等我们从演播厅一出来，外面活生生站了一排，撸袖子的，撩衣服的，挽裤腿的，都露着痣来"蹭"名医了。

采访中感受最深的就是郭军的门诊，像是听相声一样，随时能把人笑翻。他见什么人说什么话，全国各地的方言几乎都能说几句，经常把患者逗得以为找到了"老乡"而直乐。

查房也是如此，那天对一个患者用"大王小王"来向患者解释 PD-1 时，所有人都憋住笑，站在我身边的科室副主任盛锡楠低下头悄悄向我爆料："一说到打牌他就最乐。"

郭军真的是有让哭着进来的患者笑着出去的本事，所以我特别整理了一部分他门诊、查房中的"段子"。

· 听信各种传闻，不相信规范化治疗。规范化治疗是全人类的东西，不是你个人或咱们中国人的。你开了车上高速，你发现所有的车都在逆行，就你对？

· 别说传染了，就算把他那个瘤子切下来缝在你身上，你都长不出瘤子来，就像把人家的肾给你移植上，如果不吃药，是会被排异掉的。

· 你复查别挂我的号了，你就挂普通号，找我们科任何一个医生都能看，把我的号让给需要我看的患者，你占了，人家重病的就看不上了。如果发现问题了，我们的医生没法解决了，你再找我。要把好钢用在刀刃上，别都扔厕所了。

· 现在有了 PD-1 抵制剂，就等于我们又有了新的武器。这东西和过去的武器不一样，过去是手枪、机枪，而它是导弹，是不一样思路的东西。但过去的手枪也有它适合用的地方，而不是一上来就用导弹，怎么把这些武器用好、配合好最重要，目的是把敌人打败。

• （患者被诊断为肾癌，哭了，郭军给她写条子转到泌尿外科去做手术）你找我就找对了，我告诉你，我给你介绍全国肾癌手术做得最好的医生，××教授。是"亲戚"才写这种条呢，你都不知道我对你有多好，别哭了，你虽然是肾癌，内科治疗你找到我，外科你找到××医生了，你都不知道你有多幸运。

• （又一患者被诊断为肾癌，哭了）手术之后你就好好生活，你还没到那一步呢，你哭啥，你以为我说让你活20年是骗你呢？你现在40了，再活个三四十年，活到七八十岁够了吧，你老想活150，我也活不了。好了，去找××教授吧，做完手术再回来找我，手术后没事的话，你就回去安心弄你的娃就行了。

• 很多人以及各种传言把化疗传得很可怕，其实有人别有用心，他们不把化疗说得这么可怕，谁吃他的保健品啊，他咋赚钱啊。反过来说，全世界人民，无论是美国的、欧洲的、日本的、韩国的、新加坡的指南，第一推荐都是化疗，难道全世界人民都错了，就你对？

• （查房时，一名患者经过治疗，检查结果出来后）高兴是吧，达到PR了，啥意思，就是"部分缓解"，就是良⁺，你这次考试得了良。如果是优就是CR，也就是"完全缓解"。但这个很难达到，所以PR就是目前最好的了，祝贺你！

• （10年前黑色素瘤还没有什么有效的治疗方法）患者对你的信任和唯一的期待，就像一群孤儿突然有个家了，有家长了，尽管这个家很穷。但有个家了，心里暖和，有依靠，虽然依然饥不择食，饥不果腹，和人家富家子弟（注：指对化疗敏感的淋巴瘤）没法比。但流浪和有家不一样，当时的患者对我的依赖和极度的信任让我很感动，也坚定我的信心，我得朝这条路上走下去，而且好好走，至少让中国的患者能得到和国外一样的规范化治疗。

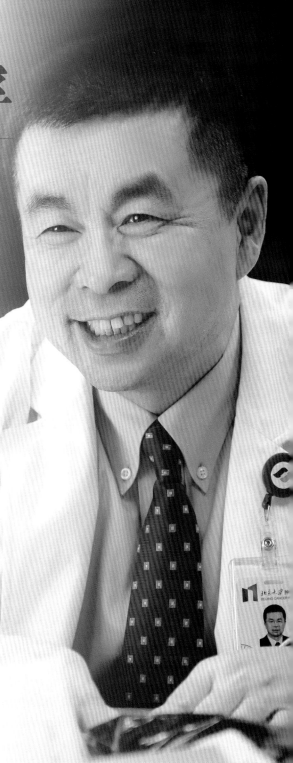

季加孚

外科医生季加孚：
医疗的背后，都是人类伦理

北京大学肿瘤医院院长、大外科主任、胃肠肿瘤中心主任

北京大学肿瘤研究中心主任

国际胃癌学会（IGCA）主席

中国抗癌协会副理事长、胃癌专业委员会主任委员

中华医学会常务理事、外科学分会秘书长

专业方向
胃肠肿瘤外科

在这次性格测试中，季加孚说他的测试结果是：内向性格（全世界的人都笑了！）。

季加孚担任院长后不久，给医院所有的中层干部做了一次专业的性格测试和培训。

季加孚说："他为什么这样，你为什么那样，其实没有好坏之分，都是性格使然，你不可能要求别人都和自己一样。"

他希望同事之间基于对不同性格的认识，理解身边人的一些行为习惯，降低沟通成本。

内向性格和外向性格的人，在表达方式、思维方式上都有不同，尊重并接受性格的不同，才能更好地在工作中保持良性的沟通和协作，这就是一种职业化。

"他就这么个人"，已经成为北京大学肿瘤医院内部聊起季院长时的一句口头禅。

在这里工作，你可以桀骜不驯，但必须工作优秀。

也因此，北京大学肿瘤医院有许多很有个性的医生、科主任，甚至几位院领导，也是目前我所认识的最有个性的院领导，不是一个，而是一群。

他就是这么个人。

遇见·季加孚
外科医生季加孚：医疗的背后，都是人类伦理

癌症，是"众病之王"，治愈，是人类的心愿。

1

采访过季加孚的记者们都知道，他的专访极难约上。有一次，听完季加孚教授在院外的一次科普讲座后，在车上，我曾问他为什么不愿意面对记者？他反问道：人为什么总要把自己放在聚光灯下呢？

但是，季加孚是避不开聚光灯的。

因为他不仅是国内胃肠肿瘤外科的领军人物，2017年4月刚刚出任国际胃癌学会（IGCA）新一届主席，更是北京大学肿瘤医院——这家著名公立三甲肿瘤专科医院的院长。

他避不开成为焦点，也避不开各种会议的邀请函。所以他特别"挑三拣四"。比如，嫌疑有参观、游玩之类的会议，他不去；如果某个论坛，是和外国专家谈什么零差率、医疗改革、多点执业之类，他也不去，因为这些内容"出了中国，谁能理解？"

大医院的院长都是自带强大气场，不怒自威。

院长季加孚有着运动员的刚毅体魄，散发着百米短跑冠军天然的霸气，还有外科医生的单刀直入和幽默风趣。

有一次，他去北京大学肿瘤医院合作的国际诊疗中心查房，结果试了几件

白大褂，码都太小，他自己都乐了，一番自嘲轻松化解了对方的尴尬。他的助手在一边更是偷偷直乐，事后助手说："我一看就知道码不够，外表看不出来，季院长其实很健壮。"

季加孚是内蒙古人，当年就读自治区的重点中学呼和浩特市第二中学，不仅成绩优异，而且从中学开始就一直是校短跑运动员。"那时候大家开玩笑说，二中出来的人，只要有个脑袋就是运动员。"他说，这所中学不仅有田径队，还有羽毛球、足球、篮球、排球队，那个时候就有风雨操场。好几位老师都是从国家青年队退役的专业运动员。

季加孚是 1978 年参加高考的，母亲是医生，所以他选择了医学院。考上内蒙古医学院的第一年就打破了学校自 1957 年以来的百米纪录。再后来考上北京大学医学部的研究生，也一直都在校田径队，他的百米纪录一直到近几年才被打破。

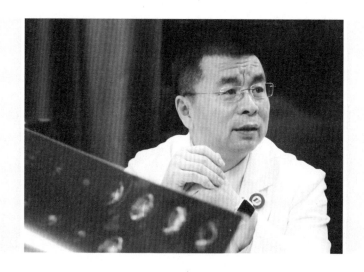

·百米短跑与医学长跑的结合，有偶然，也有必然，这就是人生。

百米短跑的魅力在于，这是人类速度与力量的极限挑战，那几秒的爆发力，需要多年的艰苦训练；医学长跑的魅力在于，这是人类生命的极限挑战，那几分钟的决断力，更需要多年的临床经验。

百米短跑与医学长跑的结合，有偶然，也有必然，这就是人生。

运动员骨子里有着英雄相惜的豪气。

内蒙古医学院毕业后被分配到第一附属医院，受"金眼科银外科"的吸引，班里最优秀的两个人，季加孚和另一个同学报了眼科。他俩私下关系很好，一个是团支部书记，另一个是班长，同宿舍，都喜欢运动。但眼科只招一人，"强者之争，鹿死谁手？"就在快到面试日期时，季加孚突然主动去找教授说："他比我好，您要他吧。"在机会和朋友之间，他选择了后者，退出了竞争。

退出了最热门专业的竞争，他一回头，看到了在当时最冷门的肿瘤专业，"都说肿瘤是绝症"，他想进去看看，随即加入了医院新成立的肿瘤外科，从此再也没有回过头。

2

一次科普讲座上，主持人介绍完后，季加孚接过话筒，说："那些头衔和曾经取得的小成就，其实和我们今天要讲的内容没多大关系。今天和大家沟通的目的是要把事情讲清楚，我是肿瘤外科医生这个身份就足够了。"

微博上的"东大夫"（北京大学肿瘤医院消化内科的张晓东教授），曾写过一个小段子："一位患者在我们内科医生极力建议下决定手术，我挑衅地对院长说：'我们内科医生决定患者手术！' 季院长说：'这很正常呀，我们外科医生就是内科医生手里的一把手术刀！'"

内科医生甩来的"飞刀"，被这位外科医生瞬间化于无形。

外科医生是需要天赋的，需要脑到、眼到、手到的高度融合。季加孚喜欢做手术，手术技术的高超，在业内的地位也毫无争议。直到现在，繁忙的行政事务性工作之余，他依然保持着一定的手术量。

季加孚在外科临床工作的起始阶段，遇到了三位好老师，对他的职业生涯起到了至关重要的作用。

1982 年，他毕业后分配至内蒙古医学院附属第一医院，刚刚建科的肿瘤外科只有三位老教授，都是"文革"前毕业的：一位是当年自治区"外科三把刀"之一，手术能力极强；一位老师性格内向，但极有文采，外语也很好；另一位则是性格极好，待人谦逊。

"文革"十年大学停招，季加孚和另一个同届生是科里第一批大学生，是不可多得的人才，三位教授尽心尽力地培养。

我记得特别清楚，刚刚工作了三个月，科里来了实习生，我们自己还乳臭未干就得教学生，当时我脑子就跟炸了一样。虽然很害怕，但是意识到自己的责任重大，还是赶紧看书复习。医学院学生分小组轮流着来实习，我们就得一拨一拨地讲《肿瘤学总论》。赶鸭子上架做教学工作，最终让我把理论知识记得烂熟。

同时，临床动手的机会也特别多。科里除了三位老教授，就是我们两个刚毕业的年轻人，医、教、研所有工作都交给我们。我们是真正的"住院医"，我几乎三年都没回过家，天天住在医院。不仅做了大量手术，连血、尿、便三大常规的实验室检查都得我们自己做，要转科，要去急诊室，还要干各种杂活。

自我成长，就是将每一步流过的汗水都转化为成长的台阶。

四年后，季加孚参加研究生考试，复试的题目是乳腺癌改良根治手术，由于早前的积累，这对他来说已是驾轻就熟。

每上升一个台阶，都是努力后的成果，但新鲜劲儿一过，随之而来的是立足的生存危机，这种危机感会激发人奋进。

来到北京之前，季加孚就是一个很努力的医生。到北京之后，这里是全国优秀医学人才的聚集地，你必须更加努力才能让自己变得更加优秀。

从"小地方"来的人，英语基础差，于是季加孚工作之余，一有空就骑着自行车去北京外国语学院上课，风雨无阻。1997 年北京大学医学部选派人员出国学习时，他轻轻松松地通过了英语考试。

而当他再上一个台阶去了美国后，他感受到了更大的危机感，甚至可以说是一种内心的"恐惧"。

1998 年，季加孚到美国斯坦福大学医学院外科进修时发现，那里医生的努力让人"恐惧"，他们每天早上 5 点就去查房，半夜才回宿舍，每天如饥似渴地学习。

要知道，能够在斯坦福工作的医生都是医学界的精英，他们所接受的医学教育、住院医培训时的医院条件，都要好于我们，而他们用于研究和工作的时间更是远远超过我们。

在智商和情商上，我们和他们差不了多少，差就差在工作的环境和自己的努力程度上。他们所处的环境条件那么优越，技术也非常领先，还这么努力，这让我感到很恐惧，我不能懈怠。

看到差距之后季加孚奋起追赶，他发挥出短跑运动员身上极强的爆发力。回国后几年内，他带领团队率先对胃癌相关基因进行系统性大样本研究，建立了中国人胃癌基因表达谱，发现了一系列胃癌生物学特性相关标志物；创建了世界规模最大的胃癌及癌前病变临床样本资源库及共享平台。

他说："我的努力源自于我的恐惧。"

3

让医生"拼命"的更大动力，则是患者。

全世界每 10 名胃癌患者中，有 5 名来自中国。中国每年大约新增 46 万胃癌患者，同时有 30 万人因胃癌而死去，这意味着，平均每 2 分钟，就有 1 人死于胃癌。

我国的胃癌患者往往一发现就是进展期，也就是大家所熟知的"晚期"，治疗起来非常困难。

以手术为主的综合治疗是目前胃癌的主要治疗方式，作为做了几十年胃癌临床研究和基础研究的肿瘤外科医生，季加孚感到自己责无旁贷。

早年，虽然进展期胃癌治疗的核心就是手术治疗，但是手术做得好坏，并没有评价体系。

2002 年，季加孚参加了一个国际多中心的临床研究，需要提供手术质量

·手术，可以挽救不少生命，固然重要，但让人们尽量少地受到癌魔的威胁，才是肿瘤科医生的终极目标。

的证据，即提供一段手术录像与国外同行一起进行讨论。季加孚团队提供的手术录像获得了国外同行的认可，从与外国专家们的交流中，他也知道了，原来国外医生的胃癌根治术是"这样做的"。

于是在 2004 年，季加孚担任中国抗癌协会胃癌专业委员会副主任委员和秘书长时，在中国范围内也组织了一次这样的手术视频讨论，各自提供手术录像放在一起来展示。

不看不知道，一看吓一跳。一个胃癌根治术，国内各种"门派"的手术操作五花八门。于是，季加孚推动学会开始组织全国巡讲，推广标准的胃癌 D2 根治术，这个在日本、韩国等地早就成熟的标准手术。

一名普通肿瘤外科医生，要做成这件事，难度可想而知。但他们坚持了下来，一个个城市、一个个县城地去讲课，去办培训班，慢慢地形成了成熟的教材和手术录像。甚至，就连网上都有人在卖季加孚的手术视频。

十年后，标准胃癌 D2 根治术在中国的医疗界成为进展期胃癌的标准手术方式，中国进展期胃癌患者的 5 年生存率提高了 10 个百分点，没有人再质疑 D2 根治术对进展期胃癌患者的疗效。

手术可以挽救不少生命，固然重要，但让人们尽量少地受到癌魔的威胁才是肿瘤科医生的终极目标。对于这个问题上的思考，让季加孚的眉间纹更深了。

预防胃癌固然重要，但要改变生活习惯，其实是最难的一件事，而更加难以改变的是每个人先天的生理因素。当无法改变时，能做的就是定期体检，最好是做专门的癌症筛查体检，高危人群最好每年做一次胃镜检查。

·"这沉甸甸的金色链子（世界胃癌大会主席标志物）代表了我们去攻克胃癌的巨大责任。"

我们正在推动建立专业的癌症普查系统，希望通过规律体检，帮人们尽早发现癌症，提高治愈率。

防病比治病更可靠、更划算。

全世界胃癌患者一半在中国，因此，中国胃癌防治水平的提高和突破，对全人类都有着重要的意义。

国际胃癌大会（IGCC）是胃癌界的"奥运会"，两年一届，由五大洲轮流举办，举办权通过竞争取得。中国曾申办失败过，季加孚接过来继续申办，再次失利，爬起来总结教训再来。2013年6月，经过一年的精心准备，季加孚再次率中国团队前往意大利小城维罗纳，终于以16:8的绝对优势击败竞争对手日本，拿下大会主办权。

2017年4月，第十二届国际胃癌大会在北京举办，这是我国首次承办胃癌领域世界最高级别会议，并被全球各地专家公认为有史以来最成功的大会。同时，季加孚出任国际胃癌学会（IGCA）新一届主席，这也是该学会第一次由华人担任这一职位。

中国在胃癌诊治方面付出的努力，终于获得了世界同行的认可。

季加孚在就职演说中说："这沉甸甸的金色链子（世界胃癌大会主席标志物）代表了我们努力攻克胃癌的巨大责任。"

4

相对于"百年老店"，刚过40岁的北京大学肿瘤医院正值壮年。这里，对季加孚来说，则意味着他人生的黄金30年。

在内蒙古工作四年后，1987年，季加孚考上北京大学肿瘤医院徐光炜教授的研究生，毕业后留在了本院。1997年，医院搬离北京大学第一医院"自立门户"时，他是年资较高的年轻医生，带着小伙伴们一起，把外科的病床一张一张支起来，从此，与老教授们一起开始了艰苦创业。

如今北京大学肿瘤医院已成为全国最好的肿瘤专科医院之一，门诊大厅每天都是人山人海。而说起当年刚建院的光景，各种有趣的经典桥段，仍在医院内部欢乐地代代相传。

刚搬来北京西四环边时，这里还是一个偏僻的地方。看见门口挂着"北京市肿瘤防治研究所"的牌子，有患者探头进来问："这是看病的地方吗？"屋里有人回答："对对，进来进来。"患者心想，咋没什么人，然后半信半疑挂一个号。挂完号，窗口里的人冲着里面喊："医生，患者来看病了。"里边就有人回

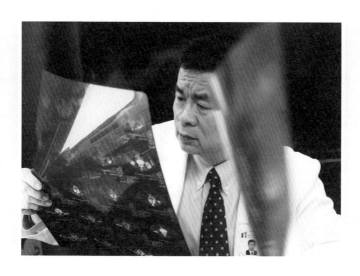

应："哎，过来过来。"

"东大夫"曾在微博里的一篇文章中写道：1998年，我们现在的这几位院领导都与我一样大，年轻人每到周末一起玩儿。有一天季院长说：伙计们，咱们不能这样"混了"，一定要修炼自己，提高自己才能在今后的医疗界打出我们自己的天地。于是大家出国的出国，进修的进修。

这一群年轻医生就这样"从小玩到大"了。

2011年7月，季加孚履新北京大学肿瘤医院院长，当年天天一起玩耍的小伙伴们，也都成长为医院的中流砥柱，担任各科室主任。他们中的大多数医生，成了国内肿瘤界甚至国际知名专家、学术带头人，引领国内、国际各种多中心临床研究。

当年看着他们"长大"的老护士、老阿姨更是年事已高，年过半百的季加孚走在院子里时不时还会遇到她们，她们大老远就喊："季加孚，过来，让大姐看看。"这种亲昵如家人般的感情，只有扎根于此土生土长的人才能感受。

季加孚这一代医生直接接轨了国际最先进的肿瘤治疗技术、理念和疾病管理经验，他们的成长轨迹、眼界和格局，也是北京大学肿瘤医院的成长轨迹，快速成长为国内肿瘤界一群闪亮的"明星"。季加孚接任院长后，立即提出了医院新时期愿景：患者首选的国际化肿瘤集团中心。

5

优秀的外科医生，对技术有着天生的热爱和执着的探索。季加孚热爱的，

· 优秀的外科医生，对技术有着天生的热爱和探索。他热爱各种有技术含量、科技含量的新鲜事物

不仅是手术，还有各种有技术含量、科技含量的新鲜事物。

有一次，开会间隙，医院一同事闲着没事玩手机游戏，季加孚凑过去一看，说："咱们医院那×××老得第一，我也得过第一，你这不行，来，我帮你。"说完直接抢过手机，嘴里一边数落着"你这分太低了，这哪儿行啊"，手里一刻不停。没多会儿，排名就第一了，"这回行了。"然后心满意足地把手机还给同事。

除了别和他随便拼手游，还别轻易和他聊摄影。你端个相机往他面前一站，他立马可以讲出相机的型号，然后把不同系列各种型号的参数如数加珍。如果你的"发烧"程度不够，也千万别轻易和他聊电子数码产品。

还有互联网、微博、微信，季加孚都是尝鲜的"排头兵"。北京大学肿瘤医院开通官方微信公众号、服务号在所有公立医院中都是比较早的，很早就利用网络平台为患者服务的各种理念都是受他影响。

2007 年，季加孚还"鬼使神差"到中欧国际工商学院学习了 2 年，不成想所学的管理知识 4 年后派上了用场。这位外科医生，不仅会看病做手术，还能看得懂财务报表，预判经济走势。

他做任何事前，喜欢在理论上先弄清楚是怎么回事儿，然后再参与进去。他说，发达国家的人为什么让人觉得"职业"，因为他们在和你商务谈判前，早已把你的想法研究得透透的，甚至把任何可能性都推演过，你怎么跳得出他们的"算计"。

他在国外进修时曾经选修过医患沟通学，他说："现在为什么医患矛盾这么多，都是沟通上出了问题，医生对如何与形形色色的患者沟通准备得不够充分。"

"知道以色列医生是如何培训的吗？他们请专业的演员扮演各种性格的患者，看医生如何应对，然后进行纠正，形成一套方案。所以他们无论遇到什么样的患者，都知道怎么应对。"他说。

因此，季加孚鼓励对全院各级员工进行职场和管理培训，他认为："对于员工来说，培训是最好的福利。"

6

会玩的人，才会工作。他说玩这些能激发灵感，让你换一种角度去思考工作和生活。他额头上那道深深的眉间纹，像二郎神的第三只眼，就是他习惯于深度思考留下的痕迹。

他思考的深度和广度，一般人很难跟上他的思路。在他身边时，他会冷不丁就发问，问题单刀直入，既简单又复杂，若不认真思考很可能会被问懵。

那天，他的门诊来了两名即将毕业的医学院本科学生，站在季加孚的身后见习接诊。接诊完一个患者之后，季加孚突然转身问他们："当你穿上白大褂的那一天，你的职责是什么？"

年轻人显然对院长强大的气场有点发怵，再加上问得猝不及防，完全没有时间翻"大脑内存"。他们涨红着脸鼓起勇气回答说："治病。"

"治人还是治病？"季加孚反问后，年轻人赶紧改口说："治人。"季加孚说：

知道吗，你们是守护人类道德底线最后一道底线的人。这最后一道底线就是生命，如果人无视生命，就意味着什么都可以干，这个社会就完

·做医生不可能发财，而且会很辛苦，但是只要你好好做医生，走到社会的任何一个地方，老百姓都会尊重你、理解你，会把你放在心上。

了。因此，当你们穿上白大褂的第一天，就要把身上的职责弄清晰。

当医生，有时候是你自己选的，有的时候是别人选择了你。你们还要明白，做医生不可能发财，而且会很辛苦，但是只要你好好做医生，走到社会的任何一个地方，老百姓都会尊重你、理解你，会把你放在心上。

两个年轻人频频点头以示明白，就在他们长舒一口气以为"过关"了时，季加孚又提问了："疾病都找什么人，找有钱人还是没钱人？"

"有钱人吧？"他们回答时声音很轻，显然对这个答案有点不自信。他们觉得这个答案应该不会错，这几年媒体上不是总在说社会经济发展，人民生活水平提高，各种胡吃海塞各种"作"，各种疾病发病率都呈上升趋势。

"人是因为胡吃海喝所以得病？不自律才得病？"季加孚又反问，然后继续说：

中低收入者、贫困人群才最容易得病。

那些有钱人，一会儿喜马拉雅山顶，一会儿海边，一会儿游艇，一会儿运动，他能得病？就算得了病，也能很快找到最好的医生诊治。

但中低收入者、贫困人群不同，这个人群营养状况差，生活质量不佳，获取资源的能力有限，受教育机会不多，找工作机会不多，工作、卫生环境差，所以疾病容易找上来。而当穷人生病之后，失去获取经济收入的能力，又会导致家庭更加贫困，更加难以承受治疗的各种花费。

所以，我们的医疗必须为穷人考虑、为穷人服务，要让他们早点恢复，包括身体恢复，也包括工作能力的恢复，回到工作岗位。这就是医生的职责，你们穿着白大褂，到这个地方来，一定要弄清楚是干什么来的。

· "人与人、发达地区与落
后地区、发达国家与落后
国家的不同，归根结底就
是健康的不同。"

7

最好的医疗，就是患者可承受的医疗。

这个观点，季加孚不止一次在公开场合表达过。"可承受"，既是指患者家庭的经济可承受，也是指患者的身体和心理可承受。

这背后是一种深层次的社会公平和正义。

那天中午 12 点半，跟随季院长出完门诊后，几个人在院内的咖啡厅里吃午饭，一人一碗牛肉面。

刚吃了一口，他突然向我提问："你说说什么是健康，你的健康从哪儿来，到哪儿去？"

"天生的？"我回答的有点心虚。

天生的？就是父母给的，但是成长的自然环境、营养状况、受教育情况，都会决定一个人的健康基准值，使每个人的健康维持得不一样。

其实，人与人、发达地区与落后地区、发达国家与落后国家的不同，归根结底就是健康的不同。

为什么肿瘤有家族聚集现象，其中关键的致病因素并不一定是家族遗传，而是因为居住在一起，所受到周围环境影响是一致的，因此患的病都有一致性。

环境里的细菌、烟草、雾霾、臭氧、化工制品等等，这些化学、物理和生物等因素对人的健康都会产生极大影响。这就是环境、疾病、人三者的关系，环境对健康的影响，远比胡吃海塞大得多。

很多发达国家或地区，往往将污染的工厂建在农村、发展中国家或欠发达国家等贫困地区，结果出现了越贫困越污染，越污染越生病，越生病越贫穷的恶性循环。

这也回答了我之前问的问题，什么人容易得病？其实是贫困人群和中低收入人群。

健康的公平，首先是环境公平。

发达国家或地区凭什么把工厂建在穷人的地方，这公平吗？所以，越是发达国家或地区，越是占有财富、受过教育的人，更有责任和义务去实现这种公平，因为最终为健康埋单的，都是全人类的资源，是我们每一个人。

"医疗又是什么？"他习惯性地追问。我知道其实他也没对我的答案抱什么期待，我没回答，所以他继续说：

健康是可以投资的，只不过是通过体育锻炼和教育来让健康升值，而不是依赖医疗。

临床医疗是不能给人增加健康的，而只能给健康止损，打针吃药从来都不可能像教育一样让健康升值。

所以，大健康不是建很多的医院，然后等着人生病后去治病，而是要将关口前移。所以要把更多的公共资源放在改善环境以及改变人的行为方式和生活习惯上，从而减少疾病的发生；同时通过让人们提高受教育程度，能找到工作，有经济能力来维护健康。

我们做医生的，要维护人类的健康，就要让健康走在正道上，还要有效地使用医疗资源，不要重复治疗，不要过度治疗。

医疗的背后，都是人类伦理。

所以对于医生来说，怎样才能为患者提供可接受的医疗服务，患者能承担得起而又有尊严，不受痛苦又能救命的医疗服务。

这是我们的职责，每一位医生都要问自己：在临床实践中，我真能做到吗？

说完，季加孚又开始发问："如果你是患者，你希望获得怎样的医疗服务？"我回答："我能治得起，又能治得好。"他继续说：

患者想的，无非就是 cheaper（更便宜，最好不用花钱）；better（治好病、不痛苦，又受到尊重）；faster（治得更快，不用排队）。但医院的人怎么想？做全国最好的医院，做世界上最好的医院，什么病都能治……

所以，每个人立场不同，想法就会不同。

作为院长，如何让我们每一个医护工作者像患者一样去思考，找到患者可承受的那个点，这就是一个好的医疗服务，这就是受尊重的医院。

"一个医生，一个团队，一家医院，努力去做，一定能够做到。"说完这句，他没再继续发问。

我有点好奇："从什么时候开始，您思考医疗问题的思维如此开阔？"

"你管我！"他喝了一口冰水，这是从国外回来后一直的习惯，然后又"任性"起来，"不能说了，说得我都知识枯竭了。"说完，站起来走了，1 点半他还要赶到国家卫生和计划生育委员会开会。

季加孚，他就是这么个人。

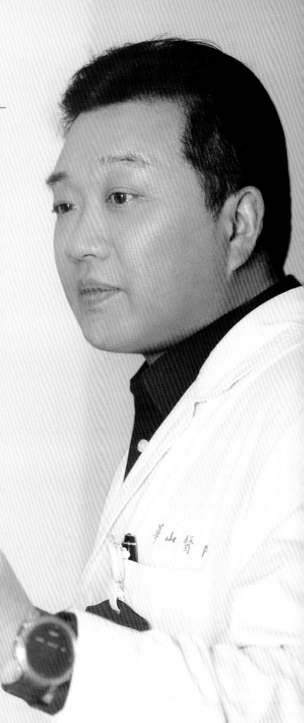

毛颖

★

外科医生的手，神经科医生的脑

复旦大学附属华山医院副院长
神经外科常务副主任
中华医学会神经外科学分会副主任委员

专业特长
脑血管疾病、脑出血、脑缺血、脑肿瘤、胶质瘤、脑膜瘤、神经鞘瘤等癫痫外科治疗

他是一位有"特权"的医生，他有着外科医生的手，神经科医生的脑。

他是一位有"特权"的医生——用双手去触摸人类大脑这个认知器官，这是神经外科医生的特权。

他的手术，能满足我们对外科医生最神奇、最诗意的想象：患者在手术台上一边背着唐诗，医生一边做着大脑手术。

毛颖教授，复旦大学附属华山医院副院长、神经外科常务副主任，也是我今年"遇见"的肿瘤名医中最年轻的一位。

无论是国内医疗剧，还是美剧，神经外科医生都是魅力四射的"McDreamy（美梦先生）"，而毛颖正是几年前青春偶像医疗剧《心术》中"大师兄"的部分原型。

那天，跟着他和75岁的周良辅院士一起把几层楼的患者转了一遍之后，在他的办公室坐下来，我的第一句话很唐突："今天上午您特别可爱。"估计从来没有人如此冒失地形容他，他一脸惊讶，我赶紧解释说："是看到您和周院士在一起的感觉，学生在老师、晚辈在长辈面前的那种纯真。"

在我看来，这是一种难得的本色，更是师徒间亲情的真实流露。本色，是去尽繁华的真实状态，就如他的名片，除了基本信息、行政职务外，其他各种响当当的学术头衔一个也没写。

遇见·毛颖
外科医生的手，神经科医生的脑

癌症，是"众病之王"，治愈，是人类的心愿。

1

采访那天，总院和东院两个院区英文的早交班之后，27个医疗组各自分头查房，周良辅院士参加毛颖负责的医疗2组查房，患者分散在好几层楼的病房里。

散会后，毛颖边走边插空签文件，一抬头，老师已经不见踪影。他追到楼上，发现老师不在，一问才知道老爷子今天从楼下往上查，他自言自语地说："他前段时间腿疼，我还想着从楼上往下查，他能轻松一点。"

这两位在脑外科手术台上一起出生入死22年的师徒，早已情同父子。这种事业上的"父子"，延续的除了手术的技巧、医学的理解、事业的理想和情怀之外，更有价值观上的一脉相承。

在毛颖的眼里，周良辅院士像父亲一样，先是手把手无私地传授技术，而后宽容地注视着自己的成长。"一般他先做主刀，如果到了哪一步他觉得你可以胜任时，他会换到助手位置上，让你去主刀。然后手术进展的每一步都在他的监控和帮助下做，中间他还会不停地把自己的实战经验全部教给你。"

医学是积累的学科，是在前人肩膀上搭建生命探索的天梯，师承是医学里最宝贵的传承，在这里，每一个人都能理出一个明晰的师徒传承关系。

外科医生挑徒弟，除了"心灵手巧"的特质外，还要专业基础扎实、能吃苦、肯研究、爱思考、耐受力强等，更要"言行一致，是个本色的人"。早已为人师的毛颖教授从自己看学生的感受，去理解当年老师眼中的学生。

他说："其实每个老师看学生都是差不多的，看一眼、听一句话就大概知道他本性里的东西，耍小聪明、投机、人前人后的学生是瞒不住老师的。"表里如一的本真，才能真正收获老师的信任，并在老师的指导下快速成长。

年轻人成长路上最大的敌人是膨胀，及时发现并掐掉这种苗头，是长辈对晚辈的爱惜。有一次，科里一个年轻人随口说了一句"这是我们首先发现的"，正好被周良辅院士听到，他很严肃地批评："你是孙猴子，石头里蹦出来的？！你不是老师培养出来的？！"

毛颖教授说，当这样的话从周院士嘴里说出来时，已经是非常严厉了。很多年轻人没有意识到，年轻气盛地宣称"我是第一个"其实是医学界的大忌，因为"学生的第一例都是在老师的基础上做出来的，也都借鉴了前人的经验，大家互相启发与合作。就像我们开展的第一例颅内外血管搭桥手术，不仅是我跟周老师一起做的，而且我后来查文献发现，早在20世纪80年代，周老师已经在这一领域取得了突破性进展。所以我们现在所谓的创新，很多时候只是自己觉得有所突破，往往前人早已奠定了广泛的基础"。

这个科室的文化里，对晚辈的爱惜体现在很多方面。科室每年会组织亲子活动，让医生们带着爱人和孩子一同出游，加强家庭之间的沟通联络，更重要的是让孩子了解父母与同事、领导之间的相处。

毛颖眉飞色舞地讲了一个故事，甚至惟妙惟肖地学着老师的神情姿态。有一年去浙江桐庐，租了几艘皮划艇，孩子们一人一把水枪乱射，大人们都在躲。熊孩子们发现只有一个人不躲，而且坐在其中一艘船的船头，于是所有水枪的火力都集中喷了过去。同船的人说："周院士，您躲一躲。"他说："不躲，就这样！"继续一本正经地坐在那里任由孩子喷水。一上岸，看到浑身湿透的周院士，家长们拎着熊孩子就要教训，周院士说："没事，没事，挺好，挺好。"然后全身湿答答地继续和孩子们一起玩。

这样的传统和人文关怀，正是如此根植于这个四世同堂（科室创始人、98岁的史玉泉教授还健在）的华山医院神经外科。

这种传统之下，造就的是一颗感恩的心，能让一个人时刻保持警醒和谦卑，也将决定一个人未来的高度。毛颖教授在《胶质瘤——毛颖2016观点》一书的前言中写道：

> 写书，在我看来是我老师一辈的事，他们有着丰富的临床经验，是他们丰富的阅历和对疾病的详细了解，才有可能将经验以文字形式留给我们这些学生。因此，开始时我还是非常抵触写书，生怕耽误了别人的时间和期望。《胶质瘤——毛颖2016观点》这本书，一方面它可以反映我近三十年对医学生涯的思考，另一方面也感到释然，因为它反映的是我2016年的观点，给了我很多时间和空间的余地，使我可以在今后的工作中有新的发现而自我修正，也促进我能在今后有更多的创新，不辜负大家对我的期望。

2

外科医生的手，神经科医生的脑。

神经外科医生，无疑是一群最聪明、手最巧的人，他们双手触摸人类的大脑，手中掌握的不仅是疾病，还有人类特有的认知功能，这使得他们拥有手术技术与"人道主义"最天然的融合。

毛颖说："我没有想到我会和人体这个最精密的器官打交道，因为我一直对

·神经外科医生的成长周期是漫长而艰辛的，除了天赋，更需要从零开始一台一台手术去积累，必须有几十台、上百台的重复手术才能达到一定的水平。

它心存敬畏。"

大脑作为人体的指挥中枢，密布着语言、运动、感觉等各种功能区，它的精密和复杂程度，直到现在人类还知之甚少，一旦投身其中必将穷尽一生去探索，路途坎坷。

"狮心、鹰眼、妇人手"在神经外科医生身上体现得最为极致。在大脑的手术中"制造"一个后遗症是很容易的，但要避免它，就得花很大的力气。他们在显微镜下的精细操作，手的稳定性要求极强，稍有不慎就会导致血管破裂或神经损伤，导致患者死亡或丧失语言、运动能力。

周良辅院士说："体力上，不分昼夜和周末的压力；精神上，从开刀到出院才能确认患者没事的压力。要坚持下来，只有对专业的热爱，才会不惜一切代价投入进去。"

神经外科分为脑血管、脑肿瘤和脑功能等亚专业，一名医生要做好任何一个方向都要花费毕生精力，因此专业细分是大势所趋。然而，周良辅院士从一开始就要求，华山医院神经外科必须保留一两个组培养全才医生，考虑问题会更加宏观，毛颖当年就是被他挑中的好苗子，这就意味着他一个人要挑起好几根大梁。

毛颖说，按照周院士的规划："科室里有一部分人是高精尖的，有一部分人是比较全的，既要有一个很高的高原，上面还要有一些高峰能冲出去。"

技术全面，很容易成为广而不精、浅尝辄止的中庸，但在毛颖身上却是另一个神奇。在导师周良辅手把手无私的教导下，以及毛颖的勤奋和钻研，无论是脑血管还是脑肿瘤，他都达到了普通医生无法企及的高度。

没有人能随随便便成功，这是亘古不变的真理。

"成长的痛苦是常人无法比拟的，看的书要比别人多，思考要比别人深，带学生都是每天'换频道'，付出时间、精力和代价都是别人的2倍3倍甚至

4倍。"毛颖说。

神经外科医生的成长周期是漫长而艰辛的，除了天赋，更需要从零开始一台一台手术去积累，必须有几十台、上百台的重复手术才能达到一定的水平。毛颖精湛的手术技术，正是二十多年日积月累埋身于手术中成长起来的。

毛颖已经记不清自己在多少个晚上，在多少具尸体头颅上苦练技术、熟悉大脑的解剖结构。苦练后的自信，加上方案的周全，他和导师周良辅院士一起实施了第一例颅内外血管搭桥术。这一术式是要用一段新血管绕开脑血管的病变部位，重建血液循环，这个过程中医生需要在细如发丝的脑血管上缝合六到八针，还要防止动脉瘤随时破裂造成严重后果。

无法想象，如此精细和稳定的操作，需要怎样一双神奇的手和一颗沉稳的心。他实施第一例搭桥的老太太，如今常常是一个人背着小包到处旅游，路过上海了总会来看看毛颖医生。这一术式，将难治性动脉瘤、烟雾病和脑缺血这些"不治之症"变为"可治"，甚至达到"治愈"。

毛颖在成长过程中是几个频道同时推进的。在他跟随导师学会并得心应手地夹闭脑动脉瘤时，他又开始接受新的挑战，将脑肿瘤尤其是胶质瘤作为另一个新起点。

胶质瘤是神经外科经典的疾病之一，发病率占了脑肿瘤的一半以上，且常常会累及功能区，医生既要尽可能切除肿瘤，又不能损伤大脑功能。这对医生来说，一半功夫在术中，另一半功夫在对病灶的精准定位。

随着医学发展，术前定位、术中导航的技术日新月异。但是，人脑像"豆腐"一样，在手术操作中极易变形，术前凭各种固态图像完成的定位坐标很容易不准。于是，周良辅院士和毛颖考虑，将大脑功能图像与解剖图像融合起来进行定位，他们与复旦大学计算机专业的工程师一起研发，于2007年在国际上率先提出并应用"多影像融合定位技术"。

这项技术可以精确到 1 厘米内的功能定位，病灶定位在 1 毫米以内，明显减少了手术所造成的神经功能损伤，使患者的术后病残率下降 15%。这项技术，被世界神经外科联盟主席 Black 教授誉为"一项重要的里程碑式的研究，象征着中国逐步崛起的神经外科力量"。

血管瘤和脑肿瘤会发生在大脑的任何部位，甚至出现在大脑里的"禁区"和"盲区"，对这些部位进行操作，这也是医生最大的风险和难点之一。

毛颖教授的另两项重要突破，就是独创了手术入路的方法，针对处于手术"盲区"的岩斜脑膜瘤和处于手术"禁区"的脑干海绵状血管瘤，让这 2 项困难的手术变得安全而简单。

你负责你的精彩，上天自有安排。

毛颖 1992 年从上海医科大学英文班毕业进入华山医院神经外科二十多年来，在导师不遗余力的教导下，毛颖不惜力的钻研和思考，他把每一个"频道"都做得出类拔萃。自 1999 年博士一毕业，他人生的抛物线便一发不可收拾地上扬：5 年内，一路破格完成了全部的职称晋升；34 岁，成为享誉世界神经外科界"南华山"的副主任；45 岁，成为中国综合排名前十的三甲医院副院长。

45 岁以前，他已经达到了许多医生一生都无法企及的高度，但这只是他职业的第一个阶段，因为 45 岁之后的外科医生，才正式进入黄金期。

3

人生有很多偶然，一个善于思考和吸收营养自我成长的年轻人，再加上在

"长者的话要听，这就是捷径，如果非要等自己撞了南墙再返回，会浪费很多时间，他们看得远，能让你比别人走得更快。"

对的时间遇到对的人，成长必然突飞猛进。

以前看报道，只知道毛颖高考前放弃了南京大学两个系的保送名额，以超出录取分数线 50 分的高分，进入了梦寐以求的上海医科大学外语班。

而故事的另一面却是无奈的，毛颖入学仅一个星期，就被当头一棒打道回府——入学体检发现他转氨酶不正常，他不得不退学了。这个现在知道"根本不是事"的事，当年却差点改变他的命运。休学的郁闷中，他去一所大学英语系旁听，1 年之后才复学回到医学院，6 年之后，他成为科里毫无争议英语最好的医生。

退学的经历，使他瞬间就懂得了人生就是起起伏伏。医学院一毕业，毛颖遇到了恩师周良辅，这是他人生的一个重要转折点，而在此之前，他还遇到一位给他关键指点的老师。

毕业时，泌尿外科老师讲课的激情，让他很向往成为一名泌尿外科医生，因为这个专业"既是内科医生，又是外科医生"，而且医学上的新技术多半都是从泌尿外科开始的，又帅又潇洒。

在选择的当口，毛颖去请教当时的上海医科大学副校长刘俊教授，他是一位泌尿外科专家，"他不同意我选泌尿外科，而说'神经外科才是最前沿、最具潜力的，将来一定会成为华山医院最强的科室，你应该去那里'。我说：'我对大脑一点都不懂'。他说：'你有一辈子的时间去学，怕什么？'"毛颖听进去了。

"长者的话要听，这就是捷径，他们看得远，能让你比别人走得更快。如果非要等自己撞了南墙再回头，就会浪费很多时间。"他说。

担任华山医院副院长，也是毛颖职业生涯的一个新台阶，四年来，分管教学和科研，他觉得自己无论从眼界、视角还是管理能力，都再一次发生了质变。他还清楚地记得 4 年前丁强院长和他的谈话。

这是两个男人之间的对话。

丁强说："你来当副院长。"毛颖说："我不喜欢做这个。"

然后，丁强院长分析了几点理由：我并不是要你走仕途，但是对你有三点期望。第一，利用你的优势帮医院把科研和教育管好。第二，以你现在的年龄段，你将经历一段时间的学术平台期，过了这个平台期又会突飞猛进。我希望你在这个平台期的时候帮医院做点事，作为"华山人"，这是你的责任和义务。第三，作为一名临床医生，你要管理这么大一个学科，如果没有一点管理能力，你能行吗？

毛颖听进去了。

丁强比毛颖年长 4 岁，是著名的泌尿外科专家，40 岁成为副院长，45 岁便成了华山医院院长。

毛颖对自己的人生目标十分明确，"我从来没有想过把仕途当作自己的方向，早晚还是要回到临床去的。我们这个学科，老爷子把它推到一个顶峰，未来我们至少要让它的优势一直保持，这是我们年轻一辈义不容辞的责任。"他说。

4

狮子座的毛颖"男儿有泪不轻弹"，但孩子总是会触动他心底最柔软的地方。

有一个跟了他 6 年罹患髓母细胞瘤的小患者，髓母细胞瘤是颅内恶性程度最高的胶质瘤，5 年生存率极低。每年都复发，毛颖给他做过 3 次手术，孩子坚强地挣扎着活了近 6 年，对毛颖十分依恋。有一天，他的妈妈发来微信，告诉医生孩子走了。尽管早知道这个孩子没有未来，但当看到孩子妈妈那句"我

·这么多年全身心投入在工作中，他的确太忽视女儿的成长了，这是他如今最大的遗憾。

们在天堂里见"时，毛颖整个人都不好了。他说，这个孩子如果还活着，和他的女儿差不多大，还曾和女儿就读同一所小学。

采访那天的查房，有一个十几岁的孩子，是被毛颖和医生们"硬碰硬"把命救下的。十几天前，他脑干海绵状血管瘤破裂，出血压迫了脑干，自主呼吸已经停止，从华山医院神经外科的分院戴着呼吸机送到了本部，毛颖半夜紧急赶来做手术。

一般来说，脑干出血基本都是保守治疗，许多患者在急性期就可能死亡，还有一部分患者由于保守治疗后需要长期卧床医疗支持，导致丧失了手术的机会。为了挽救更多患者的生命，毛颖和医生们尝试在急性出血期进行抢救性手术，如今已经成功救活了十几例。

孩子活蹦乱跳地回来了，这正是毛颖作为医生无法替代的幸福感和成就感。他特别希望心爱的女儿也能感受到这样的幸福，因此他非常希望女儿将来也能成为一名医生。

然而，有一天因为某件事与爸爸发生激烈争执，16岁的女儿赌气地表示自己绝不学医。女儿哭着说："你从小管过我吗？你是怎么管的？从小到大，每次我想对你解释，你从来不听，每次都是粗暴地把我打断，每次用你更高的声音把我的声音给盖住。"

女儿这番话，让作为父亲的毛颖差点掉眼泪，他听进去了。这么多年全身心投入在工作中，他的确太忽视女儿的成长了，这是他如今最大的遗憾。他的太太原本是一名非常有前途的血液内科医生，但是为了家庭，为了更好地照顾他，转做了行政，一直到现在。

他开始反思，问母亲："我对女儿真的这么粗暴吗？"母亲笑笑；他又问太太："我真的是这样的人吗？"太太说："脾气不小。"后来母亲意味深长地说了

·句"在外面脾气好的人在家里脾气常常不太好"。

他知道,母亲和妻子都是在给自己善意的提醒,反思了几天后,他给女儿发了一条微信:

> 我真诚地向你道歉,我以为我为你做了很多事,但我突然发现你长大了,很多事我真的不知道,从现在开始我一定好好去观察你的变化。我希望你做医生,因为我真的觉得这个职业不错,如果是我的原因造成你对医学的厌恶,我很抱歉。但从今天开始我尊重你所有的选择,你可以按照你的方式去生活,无论你未来做什么职业,我都不会干涉你,而是帮助和支持你。

从女儿身上,毛颖还去反思自己对待学生是否也太过严厉。他说华山医院神经外科最大的特点就是,老医生带着年轻的医生去工作,"我的老师是这样教我的,我也会这样去培养我的学生。"

毛颖教授教导学生,首先要诚实,这也是他要求最严厉的地方;第二,他很在意学生对同事、同学、长辈的态度。

他说:"在我们这里,史玉泉教授做出表率,周院士做出表率,我也要成为学生们的表率。"

他努力像老师曾经手把手教自己一样去教学生,"我的老师把我带出来,我相信我也能把我的学生带出来,一代一代传下去。"他说。

5

小小的手术刀,是患者对医生生命的托付。

"年轻的时候，只关注于如何把肿瘤切除。当我在手术上没有困难后，就更加关注如何提高患者的生活质量，会更多考虑患者的社会背景、生活环境，来采取个体化、规范化、综合化的治疗方案。"毛颖说。

五六年前，一位来自浙江上虞的姚女士，怀孕五个月被诊断是胶质瘤，来找毛颖教授。在为她做了一次彻底的检查后，毛颖教授怀疑她患的并不是胶质瘤，而是一种突发性炎症。深思熟虑后他建议患者：暂时不做手术，保住孩子，进行随访观察，同时给予消炎药物治疗。出乎所有人意料，姚女士的"脑瘤"奇迹般地缩小了，几个月后，她不仅生下了一个健康的男婴，身体的症状也逐渐减轻。

作为一名常常在手术台上创造奇迹的神经外科医生，毛颖教授如今思考更多的却是把如何"不开刀"让更多患者恢复健康。他说："刀要越开越小、越开越少，这才能体现医学科技的进展。"

因此，毛颖将自己45岁以后的职业"春天"，放在了生物治疗、免疫治疗上，并认为这将是治疗恶性脑肿瘤的一个主要的研究方向。

他说："医道是人道的一部分，不是单纯地同疾病做斗争，更是与承载疾病的人体相抗衡。素昧平生的几个人，因为某一疾病生死相连，我们每医治一个患者，就是与一个社会关系和社会网络建立联系。我们的工作建立了很多的社会网络，用我们的工作努力维持一个和谐的社会关系。"

对话·毛颖

▽戴戴·看你门诊中，遇到个别患者情况不好，你会请患者出去，留下家人谈。

▲毛颖·坏消息肯定让患者先出去的。但如果患者是外国人，我会同他面

对面很坦诚地聊透彻。他会让我告诉他还有多长时间，他好做安排，也会明确告诉我他有什么困难，需要我怎么帮助。但是目前，大多数中国的患者做不到这样，恨不得一听到坏消息就吓得瘫倒在地。

▽戴戴·面对疾病的态度不同。

▲毛颖·还是有信仰和没有信仰的不同。人一旦有了信仰，对死亡会变得豁达。我们同事经常在一起聊天，把每天当成最后一天过，因为不知道哪天就突然走了，不要留遗憾，不要留后遗症。家要整理得干干净净、清清楚楚，人走了但不能给家人留下一个烂摊子。

有信仰不是说我要信什么，而是有了信仰我就知道每天做什么事，如果努力了却没有做成，就算走了，也坦然。没有信仰的人整天就想着赚钱，当医生开刀的目的也是为赚钱，十天活得跟一天一样，活着有意义吗？

当然大部分医生还是凭良心做事的，医生只要做到把自己当一个人看，把患者也当一个人看，不用当亲人看，当人看就好。

▽戴戴·就是人道。

▲毛颖·是。比如刚才遇到的患者，两位老人本来就是"露水夫妻"，女方突然生病了，男方就离开了。如果你是男方，你会怎么办？在面临金钱、生活上的问题时是很现实的。

▽戴戴·所以不要去拷问人性。

▲毛颖·是的。我就对那个阿姨说，你们两个在一起本身就是凑合，现在不能凑合了，就放下吧。

▽戴戴·老太太也会跟你聊这些？

▲毛颖·都聊啊。临床上我们会遇到各种各样的事。

▽戴戴·这个你也管？

▲毛颖·对患者来说，我就是他的依托、依靠，他每天就想着找时间来看

我一趟找我聊聊天，见一面他心里能开心好几天，蛮好的。对我来说，我与患者的相遇就是跟他们有缘，有一些人可能没有缘分活下来，也不要强求。

▽ **戴戴·**你老说这是命。

▲ **毛颖·**有时候的确是这样，这是命。我们会竭尽全力去救患者，但患者最终能不能活下来，真的需要一些运气。我们见多了这种事，就会明白人生无常，没有什么比健康活着更重要，说不好哪天遇上个意外你就走了。所以，不要去计较太多，争抢太多，否则肯定会失望，生活质量也很差。我们的前辈说，如果哪天想不开了，到太平间去看看，什么都想开了。

▽ **戴戴·**你们当医学生时接受过这样的教育吗？

▲ **毛颖·**没有，都是工作后自己悟出来的。前天校友会会长叫我去开会，我们探讨了今后学生的教育问题，我说教育学里面最缺的就是人文。

近期"上海市优秀医生培养计划"评选的时候，所有送来参评的医生一个个西装革履、年轻帅气，侃侃而谈，都是"我做了多少手术，我治好多少患者"之类。到最后我们评委总结的时候，我说这些孩子就是缺了一个"心眼"，没有一个人有一张幻灯片说自己做了什么志愿者。后来好不容易有一个孩子提到一点，说自己去年到云贵高原去做志愿者。我问去干嘛？他说："我去给孩子们上课，顺便看看大好河山。"后来这个人直接就给评为"优秀医生"了。有好几次，我看着着急，引导那些年轻人，让他们每个人都说说做过什么。有两个学生很实在，说："老师我没有做过。"我说："没有做过就去做，做什么都可以，只要有这颗心。以前没做不重要，最重要是，我想到了，那就去做，别等。"

▽ **戴戴·**大学教育里没有人文教育？

▲ **毛颖·**我们现在开了一门课叫"医学人文"，就是请医学大师讲他们年轻时的经历。在中国过去的几十年里，他们经历的磨难，都是非常珍贵的财富，比如我的老师周良辅院士，当年在云南山区的怒江边，给贫苦穷人治病。

唐山地震时，他在现场的救援医疗队，但回来后从来没有说过他在那里经历了什么、看到什么，我们问他，他也不愿意说，我觉得肯定很触目惊心、太痛苦，他不愿意提起。

而我们这几代人，包括我们60年代出生的人，和他们比起来，就是从来没有吃过苦的，迟早要出问题。

▽戴戴·出来混总要还的。

▲毛颖·我一直在想我们这辈人要有居安思危的意识，而更令人担忧的是90年代出生的那些孩子，他们无所畏惧，更不知道什么是苦，再这样下去，未来他们会吃很大的苦。

▽戴戴·其实，中国医疗和国外的差距就在人文上了，技术上没有太大的差距。

▲毛颖·对。而人文的差距，是教育体制上的差距，我觉得，就应该让医学生学几年哲学、文学。

▽戴戴·这是一个全社会的问题。

▲毛颖·缺乏人文精神，没有信仰，这样的人对自己无所畏惧，对别人更是无所畏惧。就像现在为什么那么多年轻人自杀，因为他认为这条命无所谓，这条命是我的，我愿意结束就结束，他没有想过多少人为他这条命含辛茹苦。他们不知道敬畏生命，不敬畏别人的生命，也不敬畏自己的生命，不敬畏神和上帝，他无所畏惧。

▽戴戴·医学人文是我关注的主要方向，但很遗憾，现实情况中的人文，形式化的东西多，真正的人文太少。对他们来说，人文就是一件华丽的礼服，需要盛装时就翻出来穿一下。

▲毛颖·是的。现在很多这种情况，做点事拍个照片，发个微博、朋友圈，就说自己做了一件"人文"的事。当然，现在的考核标准也只是看发了几

篇文章，而不是看你有没有做过志愿者等。后来，我们在"上海市青年医生培养计划"里就加了这条，我们要看参评的年轻人，会不会有自己主动做志愿者的行为。但是，今年这样做完，明年不灵了，大家都知道了这个后，明年估计所有人都能拉出一长串志愿者"成果"——又变成了考核指标。

▽戴戴·中国人的应试智慧是很强大的，一旦变成了考核指标就会有人"应试"。就像现在很多去贫困地区支教的，到了那里，做事就是为了拍照"宣传"，削个土豆也拍，拉个手也拍照，好像做志愿者就是"拍照"。

▲毛颖·国外学校有要求志愿者经历，其实人家是要求你真正有一颗公共服务的心。但现在，为了出国的人也开始针对这个"应试"，穿上黄马甲去马路上维持一下秩序，回去后拿个证书拍个照片，完成任务。

▽戴戴·如何改变呢？

▲毛颖·只能从心底里去改变，从本质上教育他们。遗憾的是，现在整个社会都没有这样的文化环境，大家连书都很少看，我相信真正看书的人一定不会错的。

▽戴戴·你的学生看吗？

▲毛颖·他们哪有时间看，因为到时候排名，你能不能留下来完全看你发了几篇文章，课题做得怎样。

▽戴戴·考核这个"指挥棒"很重要。

▲毛颖·有一年毕业生留校人员讨论的时候，我的意见很大，我说这两个孩子成绩很好，但我知道他们人品有问题。但是你没办法，不由你说了算。而从另一方面来说，你怎么考核他人品？你今天说他人品不好，可能他明天就告你"凭什么说我人品不好"。

到我们这个年龄和阅历，对孩子看一眼就知道，他们的一个眼神我就能分辨出哪一个是纯的，哪一个是邪的。我只能做到，我招学生的时候我有权利去选择，收这个，不收那个。再从他们日常的点点滴滴中，人性就能看得非常清楚了。

记者手记

第一次"遇见"毛颖时，他正在筹备一场盛大的学术会议，正好是会前的最后一周，他的门诊和手术都停了，只剩周二上午的全科大查房。

其实，对毛颖，我算"清采"。媒体上关于他的报道非常多，按照正常的采访前准备，我应该尽可能多看看关于他的报道，我了解他才能更好地对话。但是，这一次，为了不被别人眼中的毛颖形象干扰，保留自己的直觉，我一篇报道都没看，只研究了毛颖的博士生提前传给我的一点研究成果方面的资料。

果然，专访时，我的直觉发挥了重要作用，话题从一开始，就点中了他的"本色"，在随后一个多小时的专访中，他几乎是毫无保留地表达自己。

第二次再去见他，是陪摄影记者阿汤去跟拍，在2017年元旦假期后第一天上班。虽然当时"遇见·肿瘤名医"专栏中关于毛颖的人物报道已经完成，但由于第一次采访时没有看过他的门诊和手术，一直觉得缺憾。在我看来，门诊是看神经科医生的脑；而手术是看神经外科医生的手。这一次跟拍正好补上。

复旦大学附属华山医院神经外科的诊室与众不同，诊桌靠墙放，墙上是看片的灯箱，医生面墙而坐，医生和患者在桌子的同一侧，尤其看片时，患者和家属都是贴在他身后。事后我问他："现在杀医伤医事件这么多，你不怕万一吗？"他笑着说："怕什么，我不怕的。"

文章最后的对话部分是我们在门诊结束之后，在诊室里站着聊天的内容，不算是采访，也不为写稿，但当我整理出来之后，我发现，如此珍贵。

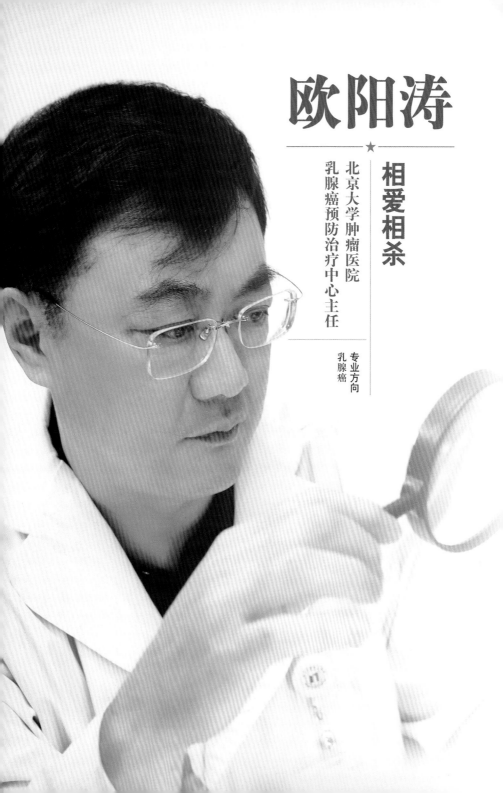

欧阳涛

相爱相杀

北京大学肿瘤医院
乳腺癌预防治疗中心主任

专业方向
乳腺癌

无论什么时间，什么地点，你所看到的、听到的、接触到的，都是真实的他。

只要欧阳涛愿意接受采访，你的提问就百无禁忌。

我说："你这样的人，在体制内应该是活不过三集的。"

他说："可事实上，我活下来了，因为领导能容忍啊。"

不仅活下来了，而且从2002年至今，15年，第三任院长了，欧阳涛一直担任乳腺癌预防治疗中心主任，这个科室是北京大学肿瘤医院最重要的科室之一。

3年前，在医院内的"蓝轩"咖啡厅，我第一次面对欧阳涛，唇枪舌战了2个多小时——你说啥他都不赞成，分分钟让你感到生无可恋，气得想扭头就走……最后，他说："跟我们的医生一起工作几天，你会明白，什么样的乳腺癌报道对女性无害。"

一旦接纳了你，他会把全世界都给你。随后1周的采访中，手术室、门诊、查房、会议、数据、观点、PPT等等，所有都向我开放，只要他能给到的，且合法合规的。

这就是欧阳涛，无论什么时间，什么地点，你所看到的、听到的、接触到的，都是真实的他。

遇见·欧阳涛
相爱相杀

癌症，是"众病之王"，治愈，是人类的心愿。

1

他游离于同行圈子，自己不办会，也很少参加国内的学术会议。

他拒绝上电视做节目、做科普，也拒绝大部分媒体采访。

他不会迎合你，无论你是谁。

有一次，某单位领导来医院探望下属，想了解下属的病情，被欧阳涛断然拒绝，因为"没有患者授权，医生不能向任何外人透露病情"。然后他手机也不带就出门诊去了，谁也联系不到他。该领导不甘心，亲自跑去诊室找他，他直接下逐客令"不好意思，我正在出门诊，你打扰我的患者了"。

还有一次，欧阳涛发现两名可疑男女在走廊里走来走去，还挨个病房探头探脑。欧阳涛上前盘问，两人支支吾吾就是不说。欧阳涛毫不客气地要他们离开，双方争执起来，他差点动用保安强制驱赶。第二天，一名患者对欧阳涛说，"×××夫人让我转告她的歉意"。原来，昨天是一位前国家领导人夫人来探望生病的朋友，由于是私事，她谁也没有惊扰，只带了两名安保人员悄悄地来，没想到引起了误会。

欧阳涛走路快、语速快、动作也快，思维就更快了，和他聊天特别烧脑，打嘴仗就更赢不了他。你再怎么全神贯注也跟不上他的思维，你刚走了一步，他已经在三五步之外等着你了。

他中学时遇到一位"专治淘气男孩"的班主任，这位老师现在是中国的奥数大师，4 年的时间把欧阳涛"治"得逻辑思维能力极强。

至今，欧阳涛处理很多事都习惯于借助计算，避免走弯路。他说，科研中有些理论不是空想的，做研究的技术路线可以通过基准计算，推演可能的研究结果。所以，常常别人还在那里摸索论证纠结时，他已经高冷地转身走了。

2

与欧阳涛打过交道的人，有两种极端，一种是被气得咬牙切齿去投诉，一种是喜欢得情不自禁写表扬信。

他被患者投诉，多数是因为门诊里高冷的态度。比如，前几天，一个患者无视门口的警示和保安的拦阻，硬闯进了诊室。欧阳涛脸一拉，厉声说道："出去！"然后，他被投诉了。

欧阳涛也绝不允许患者挤在诊室"围观"问诊，如果有人闯进来，"医生，打扰一下……"他会头都不抬冷冷地打断："你不是打扰我，是打扰她，现在是她的看病时间。"

他一般不"摸"患者的诊治方法也被投诉过。因为他认为手的敏感度比不上设备，只有当患者自诉摸到东西与 B 超检查结果有分歧时，他才会手诊，其他大部分情况他是不"摸"的。

2005 年的北美乳腺癌早期发现指南也已不推荐定期自检了，而是建议定期检查，即 40 岁以下的女性只做全乳超声，40 岁以上做全乳超声＋乳腺钼靶两项检查，每 1~2 年做一次。

· 医生的态度和方法是"术"，为患者核心利益提供专业服务这个目的才是"道"。术有千万，道是唯一。

欧阳涛拒绝出"特需门诊"。有一个患者，非要挂"特需"，医院好说歹说把欧阳主任请来了。他一看完就说："去把钱退了，看乳腺癌用不着看特需，你也不是乳腺癌，不归我看。"说完头也不回就走了。

他也收到过很多表扬信。

欧阳涛认为，医生的态度和方法是"术"，为患者核心利益提供专业服务这个目的才是"道"。术有千万，道是唯一。

如果你思维混乱、跑题，欧阳涛会冷静地直接把你拎回来，一句废话都不多说。门诊里经常有这样的对话：

> 欧阳：你为什么上我们这儿来看病？
>
> 患者：疼。
>
> 欧阳：2个月前是第一次做乳房 B 超对吗？
>
> 患者：2个月前疼。
>
> 欧阳：我再确认一遍，咱俩说的是同一件事，乳房的 B 超是两个月前第一次做对吗？
>
> 患者：B 超是在 20 天前，不是 2 个月前。
>
> 欧阳：那就是说 20 天以前第一次做 B 超对吗？
>
> 患者：做的钼靶。
>
> 欧阳：咱俩说一件事好吗，B 超和钼靶是两件事。
>
> ……

欧阳涛不迎合患者情绪，也不对患者笑，连安慰人都是不动声色。他经常面无表情，因为不希望患者从医生脸上找答案，产生错误联想，而是希望患者专心听自己讲的话。

患者进来，他不看对方，一边操作电脑调出病历了解情况，一边和患者聊几句。如果对方确诊是乳腺癌，他会把接下来要做的，事无巨细，反复交待；如果检查结果只是纤维腺瘤，他第一句话就是"你没事"。

如果你还在纠结"乳房疼，不舒服"，他会说："我们只治乳腺癌，不治乳房不舒服。"如果你继续疑神疑鬼问个不停，他脸会一拉："你的病不是这个科的病，不归我看。"其实他就是想果断制止你的胡思乱想。

如果你凑上去看片子，他会问："看得懂吗？""不懂。""那就别瞎琢磨了。"如果你被检查报告上写的陌生医学名词吓得不轻，他会说："报告是医生之间交流用的，不是给你看的。"其实他是想告诉患者，"他负责专业，你负责放宽心。"

所以很多人在见过欧阳涛一面之后，心里就踏实了。

欧阳涛没有春风化雨般的柔和，但他的患者很幸福，因为会被照顾得周全而且细致。

他全部的注意力都集中在帮患者解决问题上，至于其他，他不刻意，也不在乎。

3

他在"患者关键利益"上清醒而坚决，不受任何干扰，丝毫不妥协，周全缜密得滴水不漏，做法也与众不同。

2014 年 4 月，按照医院的规划，乳腺癌预防治疗中心整体搬迁到北京西四环五棵松桥附近，成为独立的"西院区"，乳腺癌的门诊、检查、住院、手术、化疗，全部在这里完成。

他是一个把对患者的服务刻在骨子里的人，所有措施都是围绕"患者核心利益"。

他设计了让患者最简便的就诊流程，并根据流程亲自规划整栋楼的空间布局，楼层安排、病床数、窗口数量等都是计算出来的，功能窗口的间隔更是精确到步。

体验过他们科就诊流程的人，再对比其他医院，都会由衷感叹来这里看病的方便。因为他们想尽一切办法帮患者计算好时间，争取帮患者做到少来一趟医院、少走几步路、少等几分钟。

搬到西院之前，院长对欧阳涛的要求只有"做到最好"，而欧阳涛也只提了唯一条件，即按照自己的要求改造电子信息（HIS）系统。

改造后的 HIS 系统，匹配了强大的数据库，可以横向、纵向轻松提取整个诊疗过程中各种细分数据，尤其可以回顾分析每一种技术手段对最终治疗效果的影响。

他们设计了一条精细的"生产线"，使所有来这里治疗的患者，只要按照流

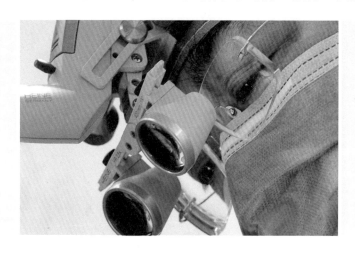

· 他关心军事、时政、历史、
法律，也经常出海、钓鱼、
自驾、摄影、做饭。

程规范地执行，无论遇到哪个医生，治疗效果都"平齐"。他不是靠一个医生的"个人英雄主义"来保证治疗效果，而是依靠这条"生产线"的技术和团队。

为了让"生产线"实现自我良性运转，欧阳涛年轻时的培训经历派上了用场。在医院的支持下，科里配备了超声机、伽马探测器，超声引导下穿刺活检和前哨淋巴结活检他都能自己亲自上手操作，并教会科里其他医生。被如此训练出来的乳腺癌"全能"医生们，各种检查、手术、化疗都能自己搞定。

正是这样近乎偏执的坚持，这条"生产线"生产的"产品"是：患者的生存时间与国际水平相当，保留乳房率也被业界认为是全国最高，而且保乳后的局部复发率低于国际水平。国际可接受的年累积复发率是不超过 0.6%~0.8%，累积 8 年即为 4.8%~6.4%，而这里 8 年复发率仅为 2.6%。

这条"生产线"一旦良性运转起来，就能迅速产生巨大能量，乳腺癌中心搬到西院仅 2 个月就超出原有规模。

做完这些，欧阳涛觉得够了，保证本职工作之余，应该去过自己喜欢的生活，因为当官、"江湖地位"、名、利、圈子等等对他来说都是身外之物。

他关心军事、时政、历史、法律，也经常出海、钓鱼、自驾、摄影、做饭。带着大家一起出去玩时，他会照顾所有人，计划周全；他更喜欢独自出行，可以随时停车，随时端起相机，也可以为了看一眼远处的雪山，架着相机等上几天，坐着发呆啥也不干。

这是一种选择。只有知道并且一直都知道自己要什么、做什么，时刻保持清醒，保持界线，才不会在这个充满诱惑的世界里迷失自己。

和他谈论每一件事时，他都会问"你要想明白你的目的是什么"，这是一种敢于直面自己内心诉求的清醒，也是时刻提醒自己回归初心的纯粹。

对话·欧阳涛①

▽戴　戴·你认为医生应该是什么样的?

▲欧阳涛·医生就只是一种职业,和律师一样,在专业领域提供专业服务而已,只是现在出于种种原因,医生的定位出现问题。其实医生就是要把患者需要帮忙的事做好,而且是用最简单的方法解决问题并达到最好结果。

▽戴　戴·只是个职业而已?

▲欧阳涛·就是个职业,只是职业特殊一点。"医生"是个大名称,分不同类别。急诊的医生是真正救命的,我年轻时转科,在急诊室呆了9个月,那时候算是真正救过人。但离开急诊室,尤其是现在搞肿瘤,我只敢说大部分时间我只是帮过人,而不是救人。现在对于医生的定位混乱了,这和教育很有关系。

▽戴　戴·教育?

▲欧阳涛·现在很多人把医生定位成科学家,但是医学教育的目的是什么?正如北京大学医学部常务副校长柯杨所说,医学教育是高级职业教育。所以医学教育是培养有职业能力的人来做医疗服务,不要一来就往"高大上"上去抬,要先把基本工作做好。尤其我们乳腺癌治疗的外科手段,用普通的技术就能完成绝大部分工作了,高精尖也好,不高精尖也好,结果是一样的。我弄成"生产线"、标准化,做好每个医生能力的培养,就可以像"流水线"一样,保证产出。

▽戴　戴·但医生之间的技术还是会有区别吧,就像有人说"这人手潮"。

▲欧阳涛·这种都是手艺人的自我陶醉。我以前是做肝胆的,胰十二指肠是开腹手术最复杂的常规手术,对医生的手术技术和整体统筹能力都要求较高。你做过这类手术,再做乳腺癌外科手术,还会认为这事有多难吗?

▽戴　戴·是否因为你从事的技术领域是"自上而下",所以觉得不难?

▲欧阳涛·不,这是医生都应该知道的,这样才能摆正自己的位置。就像

现在的手术比赛，都是把自己认为最好的一份录像中最好的部分挑 15 分钟出来比赛，这不全面，应该也要把日常的或一般的手术录像拿出来，让别人给你挑毛病、挑战你，这才是你的幸运，能让你认识到自己的不足而谦卑下来。

▽戴　戴·容不得被他人挑毛病，全社会不都这样嘛。

▲欧阳涛·对，全社会都很浮躁。比如，某个人做一件事，在行业内部自我感觉良好，觉得轰轰烈烈，把自己架在上面下不来，其实放在整个社会运行中，根本就是微不足道的一件小事。这就说明眼界太窄、高度也不够，到了快退休的年龄就会特别困惑，退休以后怎么办？

▽戴　戴·你还会困惑？

▲欧阳涛·我不困惑，但有些人会，因为他一辈子非常单调。可能与医生培养有关系，前期投入精力非常多，腾不出时间和精力去干专业之外的事，这也是现实情况。但是医生对于其他领域的知识丰富一点，对这个行业就能非常有帮助，比如在眼界和思维方式上。

因为医生做到一定程度，技术本身已经不是什么问题，关键就是眼界和逻辑上的能力，也就是恰当地使用合理的技术为患者服务。比如，在存活时间不受影响的情况下，如果我能用更简单的方法，把乳房保留下来，外观又好，我干嘛要用所谓"技术含量高"的复杂技术？复杂的技术时间长，患者损伤大，付出代价也越大，但得到的结果可能是一样的。

▽戴　戴·也就是说有些医生可能在做无谓的事情。

▲欧阳涛·没错。医生要懂得用恰当的技术去做最恰当的事，而不是用最难的技术来展现你工作的技术含量，也不能只会用一种技术。我认为，在乳腺癌的治疗上，应该准备丰富的"货架产品"，让患者来挑。

比如做乳房成型，方法是非常多的，不能就只会放个假体。但是现在国内治疗乳腺癌，要么就是保留乳房，要么就是全切然后放假体做全乳成型，而部分成型技术却被忽视了。

从国外的评价资料看来，部分成型技术的效果绝对好于全乳成型。因为全乳切除之后，皮肤和乳头的感觉没有了。而我做部分成型，不仅恢复了乳房外观，更重要的是保留了乳房的感觉。

▽戴　戴·你都已经关注到"乳房感觉"这么细的问题了。

▲欧阳涛·对于乳腺癌的治疗，长期生存已经不是什么太大的问题，治疗的终极目标就是提高生活质量，不做腋窝淋巴结清扫、减少治疗内容、把乳房保留下来，都是在围绕这个目标。

我们做过调查，保留乳房对患者生活质量的影响全部都与性相关。乳房是性器官，你说一个只能看却没有感觉的乳房，能有什么生活质量？治疗目的达到了吗？后续考虑了吗？医生有没有站在患者角度，考虑患者利益的最大化？

国外现在已经多维度考虑保留乳房的问题，而绝不仅仅是肿瘤治疗的范畴，但是国内的医生目前知道这些的并不多。

▽戴　戴·有些医生可能忙得没有时间考虑专业上的问题。

▲欧阳涛·专业不需要多少时间考虑，但需要布局。目前，乳腺癌的治疗策略基本就是套路了，但医生要明白面对的每一个个体的最大化利益是什么。所以，医生不再是只谈一个技术，而是要谈怎么综合利用技术。像现在讲军事，都是讲体系作战，各种武器相互取长补短，综合利用，你打仗时总不能只用坦克，其他就不用吧？当科主任也一样，要能把所有资源都调动起来，合理搭配。

▽戴　戴·既然都是成熟的套路，为什么你和部分学者还会在学术观点上有这么大的分歧？

▲欧阳涛·如果一方的做法是现在规范中写的方法，一方的做法却还是多年以前的，你认为还是学术观点的分歧吗？

我以前是肝胆专业方向的，2001 年从德国回来之后才改行从事乳腺专业。刚开始对这个领域不了解，但我没闲着，读了之前 5 年的乳腺癌文献，将近 200 篇。我先了解国外是怎么治乳腺癌的，然后花了时间，根据医院的传统和可利用的资源，规划科室的发展路线。现在看来，当时规划的路线和国际上的路线没有偏差。

▽戴　戴·你都规划了什么？

▲欧阳涛·先有了超声引导下的穿刺活检、术前治疗、前哨淋巴结活检，后来又有了即刻成型和术中放疗。

▽戴　戴·可是到现在为止，尤其是前哨淋巴结活检，国内做的地方还不是很多。

▲欧阳涛·就这么说吧，一种新兴的技术不是凭空掉下来的，事先要有前瞻性数据研究对照，以验证该技术在某些方面的确要好于传统技术。我们用同位素标记前哨淋巴结活检，2002 年开始尝试并总结效果，得到有效证据后，2005 年正式用于临床。

从 2005 年到现在，在我们这里，前哨淋巴结活检后，没做腋窝淋巴结清扫的接近 3 000 例，中位随访 5 年多，总体复发率为 7‰，不高于国际上报道的效果。这证明了，实施这么多年之后，我们用同位素标记前哨淋巴结活检技术是可行的。

还有 2 000 多例保留乳房的患者，8 年的局部复发率仅为 2.6%，远远低于国际上可接受的 0.6%~0.8% 的年累积复发率（即 8 年累积复发率为 4.8%~6.4%）。有了足够的数据支持，和患者谈保留乳房时，我们就放心了，也非常自信。

这都说明我们这个平台上生产的"产品"是优质产品。

任何一项技术实施以后，一定要监测效果，但现在国内缺的恰恰就是这个，因为他们可能没有好的信息系统做支持，收集不了信息也就无法评估真实效果。

所以，我们不是用一个医生对一个患者服务，而是用一套系统或者说是一条"生产线"给一批人服务。只要保证"生产线"的标准化和质量，每个医生都可以操作整条"生产线"。这是一个科主任应该做的。

有了这条"生产线",我们科搬到西院半个月就实现正常运转,两个月就满负荷工作了,而这还不是极限,还可再加速,只是将会面临资源配套方面的问题。

▽戴　戴·能把临床诊疗工作设计成一条高效率"生产线",是不是因为你游离于这个圈子,能保持独立思考,所以能清晰知道自己的目标而不做一些无谓的事?

▲欧阳涛·也不是,我以前也是"那里面"的,也很活跃。那个时候讨论起来彼此毫不客气,相互可以质疑,可以听取不同的意见,彼此间可以很直白争论的。我很喜欢那种氛围,但现在变了,不是我要的那样了,我也就参加得比较少了。

▽戴　戴·但是,做一个好医生要不断学习,参加学术活动是很重要的一种学习方式。

▲欧阳涛·我也认为学术会议很重要,但时代不同了,应该有一些变化。以往信息不流畅,会议是医生获得信息的重要渠道;而现在信息流畅了,医生可以有很多渠道获得一手资料,进行独立分析和判断。相比之下,会议上都是经过加工的二手信息,所以我个人认为,医生学习的最好方式已经不是参考学术会议了。当然每年全球性的学术会议应该参加,因为需要把握专业方向。

搞学术最根本的就是具有独立分析和独立判断能力,同时要有探究精神。所以我希望的学术活动,应该更多的是一种讨论,就是对同一类信息,大家独立分析后形成的认知,在会上公开进行"PK"或者讨论,在交流中补充和修正自己思路上的缺陷。

但现在这种氛围越来越少了,而营销(包括产品、个人、团队、医院)和娱乐的成分变多了。

我现在每年也参加少量学术会议,接受几个讲题的邀请,亲自做三四套幻灯。我在准备讲课内容时,需要自己去检索和学习国际最新的内容,形成新的概念,这也是逼着自己去学习的重要手段。

▽ 戴　　戴·不为参会所累，你就有很多空余的时间。

▲欧阳涛·对啊，追求不一样，空出的时间我可以去海钓、摄影……那多有意思。

▽ 戴　　戴·你追求什么？

▲欧阳涛·把事办好。医生的本职工作就是把患者需要帮忙的事做好，作为科主任还要把我科里的医生培训好。

我培训医生，也不是光培养他们做手术。乳腺癌手术技术有什么难的？拿来就做，我认为技术上我能做到的，他们都能做到。尤其到我们现在的年龄，我们的培训背景和学习能力，技术本身已经不是特别重要的事情，关键是头脑，也就是在眼界和思维能力上有更大的提升空间。

▽ 戴　　戴·听上去感觉你科里的医生们压力会很大的样子。

▲欧阳涛·他们实际上没有太大压力，我只管上班 8 小时。我对他们的要求，除了临床工作的任务是必须完的，其他的，比如写文章、周末参加活动之类的，我不管，都是成年人了，这是他们自己的事，跟我没关系。

我的人培养出来和人家是不一样的，到现在为止，我仍然认为我是对的。

▽ 戴　　戴·有什么不一样？

▲欧阳涛·目标不一样。我把所有与乳腺癌诊疗有关的技术一把抓，培养全能的乳腺癌专科医生。因为种种原因，这些技术我都曾经被培训过，我都会做，我就能帮助他们也做到。

▽ 戴　　戴·具体是做到什么？

▲欧阳涛·只要是乳腺癌需要的技术都能亲自操作，包括超声引导下的穿刺活检、前哨淋巴结活检以及各种术式，甚至术中放疗都会做，还包括做乳房成型的技术、做研究的能力、组织管理能力等一系列的事。我希望我科里的每个医生，都是乳腺癌的全科医生，我希望他们出去是能带团队的。

▽戴　戴·可是专业细分，也是医学发展的趋势。

▲欧阳涛·专业细分是看医生的能力和精力的问题，如果现在我还做肝胆胰，我肯定也天天耗在手术上，因为我没有闲余的精力来做其他事。而对于乳腺癌，每件事情都不难，你的精力完全可以花在把门类补齐上。只要是治疗乳腺癌所需的各种操作，除了病理科这种专业学科，以及需要大型装备的放疗，其他包括影像、超声等，我科里的医生们都会。

▽戴　戴·科里的医生有什么你觉得不满意的地方吗？

▲欧阳涛·感觉年轻人还不够勤快，可能和一代一代人不同有关，就像我觉得我儿子不够勤快一样。一方面我很满意他和父母很融洽，另一方面又不满意他怎么一点逆反都没有，不逆反就是没长大。

▽戴　戴·可是我觉得你到现在还逆反着。

▲欧阳涛·我没有逆反，我只是坚持我自己要做的事而已。

▽戴　戴·你的朋友多吗？

▲欧阳涛·朋友，标准是什么？我认为应该是相互认可，在某些方面能彼此欣赏。所以"朋友"俩字，我觉得太难了。

▽戴　戴·你孤独吗？

▲欧阳涛·不孤独，而且我就喜欢一个人出去玩，有条件时应该去获得最大的自由度。比如我去野外摄影，随时都可能停下来或者在那儿等半天，别人跟着我是很痛苦的，我干吗折磨人家？而对我来说，多一个人，我就要替他考虑，我干吗给自己找一个累赘？

对话·欧阳涛②

▽戴　戴·投诉你的患者不少，很多都是说你态度有问题。

▲欧阳涛·据说投诉的都是门诊患者，住院患者基本没有投诉的。关于投诉的事，咱得有事说事，态度问题也是因为遇到的事产生的。比如那天被我赶出去的那个患者，门口有警示，保安都拦不住，非要往里冲，非要提前看，里面还有患者呢。明明是她不守规矩，难道我还得和颜悦色给她解释？我是真想把她骂出去，但我忍住了，只能用文明的语言不好的态度说："出去！"。大部分投诉的都是这一类的，你说我错哪儿了？

▽戴　戴·我跟着你出门诊能感受到，你虽然总是面无表情，但对患者真的很好。比如那天下午3点多了，一个50多岁的女性替80多岁的老妈妈来看病。你交待完各种注意事项后，无意中知道老人就坐在诊室外面，马上主动给B超室打电话，请他们帮忙加个班，让老人少跑一趟。

▲欧阳涛·这是必须照顾的，谁没有老的时候？医生在做事时，只要明白自己是为患者核心利益提供帮助，就不会有问题。态度和方法只是"术"，目的才是"道"，医生的"术"可以不同，但"道"不能偏差。

不同人用不同的方法，比如有些人大大咧咧的，我会说，你多休息，多解释一些这方面的事。有些人一副活不起的样子，我就会说，你上班去，在家呆着干嘛。虽然方法不同，但我要处理的事情一样，都是和她医疗利益相关的事，她和老公打架的事我不管，和我没关系。

▽戴　戴·有人说，你一句话不说第二遍。

▲欧阳涛·不是，我会重复很多遍。

▽戴　戴·关键的话会重复很多遍。

▲欧阳涛·不，我只说关键的话，而且会重复很多遍，我不说废话，因为废话会干扰她。为什么小鸟总是一群群地飞，因为老鹰不知道抓哪个，讲话是一样的，你和她说多了，她记不住的。我只说咱们两次见面之间的事，事无巨细都给你讲清楚，甚至会交待你把抽血和门诊放在同一天，省得多跑一趟等等。

▽戴　戴·你总是非常冷静，但你的患者群体很特殊，容易思维混乱。

▲欧阳涛·所以，更不能扯太多来干扰她。乳腺癌治疗的决策必须是她自己来做，我只能辅助她帮她分析，但是我说一，她听成二的时候，你说我该不该提醒她？我必须强行把她的注意力纠正过来，把我说的话记住，这才是她的关键利益，管她感觉好坏。

信任危机是社会的问题，但我有信心敢和患者说：我的话你不听，吃亏的是你不是我，因为我讲的一切的出发点都为了你的利益，听不听是你的事。

▽戴　戴·你安慰患者的方式和别人不太一样，你很少顺着她们去说。

▲欧阳涛·我门诊一整天要看80~100个患者，留给每个人的时间都是有限的。在有限的时间里，我的主要任务不是安慰她，而是要完成她这次就诊的目的，要在她的关键利益上帮助她。

从另一方面来说，什么是安慰？她哭，你陪她哭？她痛苦，你陪着痛苦？其实，你同情她，对她来说本身就是负面的影响，你越认同她、安慰她，就越会让她在负面情绪里去沉淀、去感受，这叫体验痛苦。我这样做的话就不是帮她，而是害她。

比如说化疗吐这件事情，有些你没办法，你就明白告诉她，化疗你做不做？你不做行吗？你做，就得忍着，你越坚强这段时间就会过得越愉快，你越是体验痛苦就越会过得生不如死。当然我不会这么讲，但实际就是那么回事，关键在于用什么样的心态对待治疗中的痛苦。

▽戴　戴·你如何建议患者？

▲欧阳涛·想办法忘了它，不要去体验痛苦，能淡化就淡化，既然到这里来治疗，就一个目的，是想获得最好的健康利益对不对？按照目前的标准做法，你必须走这条路，这个痛苦你只能扛过去，你越淡化它，这段时间你会过得越轻松。

▽戴　戴·你曾经说过，现在面向大众海量的乳腺癌科普信息，对老百姓已经是一种信息伤害。

▲欧阳涛·患乳腺癌的只是很小的一批人，现在满世界人都吓得草木皆兵，所以，那些科普让人一知半解有好处吗？好的健康教育，是要给人希望，而不是吓唬人。

现在信息的生产和传播方式都不一样了，人要学会分辨信息。要怎样才不上当？就是要有质疑、思辨的过程，不光是医学，整个社会的信息都这样。

昨天门诊一个患者特逗，我问她你哪来的那些常识啊？她说我看了本书，患者写的书。我说千万别看，以前垃圾场都是露天的，野猫、野狗都在那里刨食吃，人应该这样吗？垃圾堆不应该是高级动物获取营养的来源，各种来源的信息也一样，垃圾信息也不应该成为人类精神营养的来源。所以每个人都应该分清楚哪些信息是垃圾堆。

▽戴　戴·记得我们曾讨论过患者写科普书的问题，你怎样看待患者个人经验对别人的意义？

▲欧阳涛·我认为很多都是社会毒药，包括有几部小说都是在写乳腺癌治疗过程中的痛苦，很可恶。像他们那样赤裸裸去暴露患者的伤口，对他人造成心理伤害，对有同样问题的人来说，就是在揭人家伤疤。作为乳腺癌医生，我更愿意和患者讨论未来，至于她为什么得病，她之前的人生，有什么可谈论的？人要解决现在的问题，并不断期许未来。

我觉得，无论是谁，最重要的是要向患者传递正面的生活态度，去感染她，让她用正确的态度和饱满的精神来对待疾病。

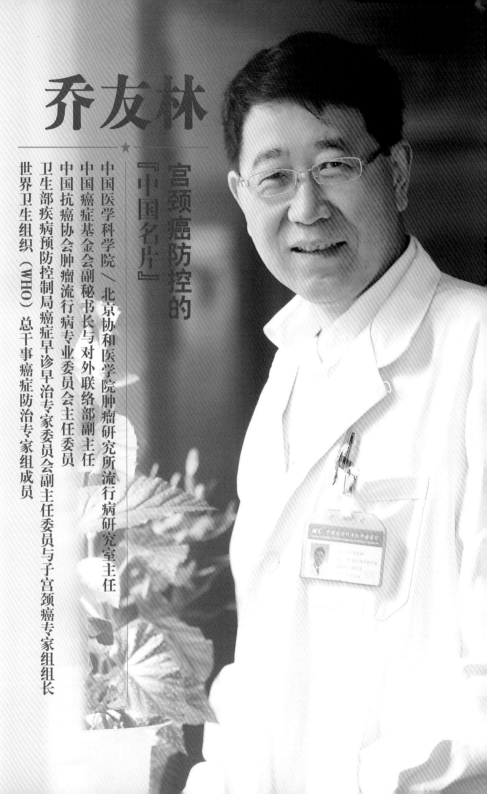

乔友林

宫颈癌防控的『中国名片』

中国医学科学院／北京协和医学院肿瘤研究所流行病研究室主任
中国癌症基金会副秘书长与对外联络部副主任
中国抗癌协会肿瘤流行病专业委员会主任委员
卫生部疾病预防控制局癌症早诊早治专家委员会副主任委员与子宫颈癌专家组组长
世界卫生组织（WHO）总干事癌症防治专家组成员

他是唯一获得 WHO 国际癌症研究署"杰出贡献奖章"的中国科学家，是宫颈癌研究领域的一张"中国名片"。

在一年多来我"遇见·肿瘤名医"的专家中，他是唯一一位不出门诊、不查房、不做手术的肿瘤专家。作为世界知名的肿瘤流行病与预防学家，他的"患者"是全中国人，他的"诊室"和"病房"是全中国，他的"处方"是癌前病变筛查和疫苗预防，终极目标是让人们不得癌症。

乔友林教授是我国人事部引进回国定居的"跨世纪学科带头人"，也是世界卫生组织（WHO）总干事癌症防治专家委员会中，唯一的中国专家。

他领导的团队，完成了我国首次 HPV 感染情况的大人群、多中心研究；绘制了一份"中国人群癌症归因风险图"；成功完成一项 HPV 快速筛查技术的研究，该技术已在中国生产，供应全世界发展中国家和地区使用。

2011 年他获得 WHO 国际癌症研究署的"杰出贡献奖章"。该奖项至今已历时 24 年，获得者中包括 1989 年和 2008 年的诺贝尔医学奖得主 Harold Varmus 和 Harald Zur Hausen。乔友林教授是迄今唯独一位获此殊荣的中国科学家。

回国 20 年，乔友林教授成为宫颈癌流行病学以及预防控制领域的一张"中国名片"。

遇见·乔友林
宫颈癌防控的"中国名片"

癌症，是"众病之王"，治愈，是人类的心愿。

1

与临床医学相比，预防医学一直是个"冷门"，但乔友林回国后进行的第一项宫颈癌研究就"爆冷"，在国际学术界"一炮而红"。

这个研究背后的故事，听得十分欢乐。

这项研究是乔友林教授 1999 年开展的"子宫颈癌筛查方法的比较研究"，乔友林及其团队在山西襄垣县选择了 2000 人，对 6 种筛查方法进行"头对头"的比较研究，找出其中最有效的方法。整个课题的设计和执行，乔友林都完全按照他在美国训练有素的国际标准进行。

这种"短平快"的横断面研究，一年内就全部完成。2000 年 4 月，"第四届国际多学科大会——宫颈癌全球预防战略"在法国巴黎召开，乔友林将研究结果试探性地给大会投了个摘要。很快他收到一封来信，告之，这项研究入选了全球 9 项优秀研究之一，将角逐最终的 EUROGIN 国际奖，邀请他参会并做演讲。

"当时我还琢磨这事是真的还是假的。"为了验证这是不是一封"骗子邮件"，乔友林回信说自己没去过欧洲，也没钱参会。对方回复将提供参会所有费用，他才确认这事靠谱。

　　带着当"分母"的心情赴会的乔友林，在演讲茶歇期间还与大会主席开起了玩笑，建议大会学学中国，设一个一等奖，两个二等奖，三个三等奖，三个参与奖，这样9个参选者都有奖，皆大欢喜，多圆满。这位英国爵士被他逗得哈哈大笑。

　　颁奖典礼在卢浮宫的宴会厅举行。夜游卢浮宫、法式大餐之后，迟迟没有颁奖消息，乔友林与同行的章文华教授还以为已经评完了。不久广播里通知大家到主席台前，即将宣布"EUROGIN国际大奖"获奖者。

　　当现场念出"乔友林等中国"的名字时，他被这个"天上掉下来的馅饼"砸晕了："真是措手不及，当时没有手机，也没带照相机，幸好大会主席的女儿给我们拍了张照片留念。"

　　这项研究不仅收获了一个国际金奖，还开创了中国做薄层液基细胞学

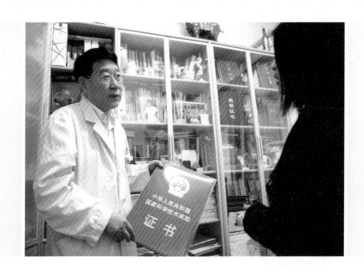

·"从此之后，我知道了，中国人踏踏实实做科研是可以获得世界认可，做出国际水平的研究工作的。"

（TCT）和 HPV DNA 进行宫颈癌筛查的先河，并有一个额外的收获。此次与乔友林合作的美国克利夫兰医学研究中心赠送的设备和耗材中，有一台薄层细胞制片仪器。课题组的细胞学专家潘秦镜教授，正是用这台仪器在这个项目中做出了世界最高水平的细胞学筛查结果。2005 年在布拉格召开的世界宫颈癌防治大会，主持人在开会前提议全体参会者向潘秦镜教授致敬。

乔友林在宫颈癌领域一举成名，随后，世界卫生组织邀请他加入了国际专家委员会。在这个平台上，乔友林有了全球格局的思考。

"从此之后，我知道了，中国人踏踏实实做科研是可以获得世界认可，做出国际水平的研究工作的。"乔友林说。

2

乔友林与其国际合作者，2002 年年末收到一份"圣诞礼物"——比尔/梅林达·盖茨基金会资助的一项 1 300 万美金的科研课题。

当时宫颈癌筛查技术在全球虽然已有突破，但费用高、技术复杂，中低收入国家难以承担。于是，世界卫生组织专家开会讨论，要开展一项全球多中心研究，研发一种简单、便宜、准确率高的宫颈癌筛查技术，大家都想到了比尔/梅林达·盖茨基金会。

"一收到邮件，我就马上给科里开会，告诉大家放心大胆做科研，我们以后'不差钱了'。"乔友林教授说。

这笔钱在当时相当于 1 亿元人民币，而乔友林 1999 年做的第一个宫颈癌研究课题经费只有约 10 万元人民币（除去捐赠的设备和耗材）。

·"那时，我们连30块钱的旅馆都住不起。"只好住在山西襄垣县的妇幼保健院办公室和空置病房里。

"那时，我们连30块钱的旅馆都住不起。只好住在山西襄垣县的妇幼保健院办公室和空置病房里，医院条件也很艰苦，连厕所都是茅坑，回北京还是和农民工一起挤夜间长途大巴车。"经历过农村插队的乔友林，说起这段艰苦的科研经历，很接地气。

而这10万元的科研经费中，5万元是乔友林回国时申请的人事部留学生回国创新基金，另外约5万元则是一笔小学生捐款。

原来，中－加小学的孩子们参加了在加拿大使馆内举行的"Terry Fox Run"义跑，筹集了约5万元人民币，并委托加拿大癌症研究所在中国招募癌症科研项目，乔友林申请成功。1999年，加拿大驻华大使 Howard Balloch 亲自将这厚厚的一包钱送到肿瘤医院，信封里都是一元五元的小额捐款。

"这笔钱虽然不多，但是孩子们浓浓的爱心，是雪中送炭。我在课题结束后，很认真地给他们写了一个结题报告。"乔友林说。

这项义跑是为了纪念一位名叫 Terry Fox 的加拿大年轻人，1980年他患骨癌截肢，为了唤起人们对癌症的关注，他决定用义肢跑步横穿加拿大，可惜没跑完，1981年去世时年仅22岁。他的故事激励了全世界，义跑在世界各地延续下来，专为癌症患者和癌症研究组织进行募捐。

也正是在这次送捐款的仪式上，乔友林建议加拿大驻华大使与肿瘤医院合作，共同组织"希望马拉松"义跑，这项义跑活动在中国也开始了，至今每年都在进行。

孩子们慈善的"星星之火"，无意中为乔友林开启了慈善的"燎原之势"，科研资金源源不断。在过去的十年，他一直保持着每年国内外协作科研项目经费上千万的纪录。

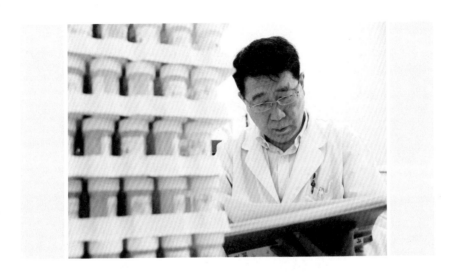

　　乔友林团队获得的比尔/梅林达·盖茨基金会资助课题，2003年正式启动，历时5年，中国和印度的研究团队同时开展友谊竞赛，最终在中国取得成功。2008年9月22日，英国《柳叶刀·肿瘤学》杂志以快速通道发表了这项研究成果，并配有来自3个国家的国际科学家的评论文章。

　　课题研发出简单、快速、准确、安全且成本较低的生化检测技术（CareHPV），该方法能检测14种HPV高危型别。它具备在发展中国家应用的必要条件：价格低廉；能在短时间（3小时）内得到准确结果；对工作环境要求低，只需一个清洁的工作台，不需要电或自来水；简单易学，非专业技术人员就能快速掌握操作技术。

　　这项技术设备已开始在中国生产，将专门用于全球资源贫乏地区的宫颈癌快速筛查，供应发展中国家，是中国对全球宫颈癌预防所做的重要贡献。世界卫生组织目前正在进行产品预认证，以使大多数发展中国家能早日用上这一技术。

"CareHPV 的诞生改写了宫颈癌生化检测技术的历史，它不但为宫颈癌的早诊早治提供了更为可靠的技术支撑，而且对推动发展中国家的健康公平意义重大。"乔友林教授说。

3

继 2016 年宫颈癌二价疫苗获批后，2017 年 5 月 19 日，默沙东的四价 HPV 疫苗"佳达修"也正式在中国大陆获批上市。

乔友林是四价疫苗中国临床试验评价终点指标的主要研究者，并承担着国产宫颈癌基因工程疫苗（大肠埃希菌）的临床研究。为了推动宫颈癌疫苗尽快在中国上市，十年来，乔友林等专家四处奔走呼吁。

2009 年国庆节期间，乔友林在成都陪父母亲看电视，白岩松正在采访时任卫生部部长陈竺。"当时我觉得白岩松这个采访还应该进行深层次的讨论。"乔友林说。

白岩松说，原卫生部前部长陈敏章有一个愿望，他希望能看到中国的每个孩子一出生就可以免费接种乙肝疫苗，但这个愿望在他有生之年没有实现。陈竺部长回答说，我国已经在 2005 年实现免费国家全面计划免疫了，可以告慰部长的在天之灵，"可以把'乙肝大国'的帽子扔到太平洋里去了。"

然后，采访话题转移了，乔友林在电视机前急了，"他应该进一步问部长，从这个典型案例上我们如何吸取教训，以便将来类似情况不再发生？"

他指的正是和乙肝疫苗同样命运的宫颈癌疫苗。

疫苗接种作为一级预防手段，是消灭疾病公认最有效、性价比非常高的方法。与新药相比，疫苗迟到带来的损失更加严重，因为它不是对已患病的人进行治疗，而是让健康人群不患病。

我国是"乙肝大国"，乙肝疫苗20世纪80年代就已经在中国上市，然而直到2005年才实现纳入免费全民计划免疫，整整晚了20年。"这个教训太惨痛了。"乔友林说。

然而，宫颈癌疫苗，在中国还是迟到了11年。

迟到的代价太大了。只要年轻人有了性行为，就有HPV感染风险。乔友林曾让自己的博士研究生做过一个推算，假设我国HPV接种年龄为9~15岁女孩，免疫接种覆盖率达85%，如果没有行之有效的筛查措施，宫颈癌疫苗

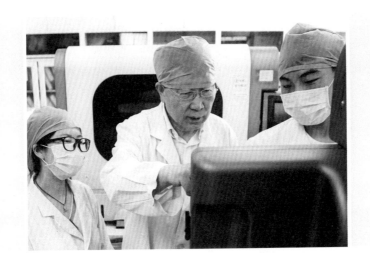

免疫接种每推迟 1 年，将有 5.5 万人罹患宫颈癌，3 万人死于宫颈癌。

宫颈癌是目前唯一一个病因明确的癌症，约 99% 的宫颈癌是 HPV 感染所致。虽然引起宫颈癌的高危型 HPV 有十多种，但在全球范围内，约 70% 的宫颈癌由 HPV 16 型和 HPV 18 型两种病毒引起。乔友林团队在 2007 年完成的流行病学调查显示，这两种类型引起的宫颈癌在我国的比例更是高达约 84.5%。

目前，全球一共有 3 种宫颈癌疫苗，分别是二价、四价和九价。2016 年 7 月，中国批准了二价疫苗，2017 年 5 月又批准了四价疫苗。2014 年已在美国上市的九价疫苗，目前在中国还未开始进行临床试验。

简单来说，二价疫苗是预防 16 型和 18 型两种型别 HPV 病毒；四价疫苗是在二价疫苗的基础上增加了 2 种亚型（6 型和 11 型），即可预防 4 种 HPV 病毒型别；九价疫苗则在四价疫苗的基础上增加了 5 种亚型，可预防的 HPV 病毒型别达到了 9 种。

女性 HPV 病毒感染率，与性生活活跃年龄有直接关系。乔友林说，我国女性 HPV 感染年龄有两个高峰，一个是 20~25 岁，一个是 40~50 岁，这与女性在这一年龄段时社会活动活跃有关。

2017 年 5 月获批的四价疫苗，接种年龄最高限延长到了 45 岁，这对已经错过了"第一次性生活前"这个最佳接种时机的成年女性，是个好消息。疫苗上市前对 3 006 名 20 ～ 45 岁中国女性，进行了长达 6 年半的随机、安慰剂对照、双盲的临床研究。结果显示，该疫苗对 HPV 16 型或 18 型相关的宫颈癌前病变具有 100% 的保护效力。这一结果与全球临床研究的数据是一致的。

·"预防疫苗一定要免费接种，因为
对抗病毒的传染性必须要群体免疫
力，群体免疫不到水平，就少数人
接种不管用，疾病还是要流行的。"

083

遇见·乔友林

乔友林说，单纯从宫颈癌本身的预防上看，二价疫苗和四价疫苗功效一样，但四价疫苗不仅可以预防宫颈癌，还可以预防尖锐湿疣，因此从这个角度上看，四价疫苗比二价疫苗公共卫生学的意义更大一点。九价疫苗的保护级别则比前两者更高，从现有的流行病学数据上推测，二价疫苗和四价疫苗在中国可以预防 84.5% 左右的宫颈癌，九价疫苗则可以达到 95%。

宫颈癌已成为目前恶性肿瘤中唯一可以预防的癌症。世界卫生组织甚至将宫颈癌疫苗的使用可及性，作为考核一个国家癌症等慢性病控制的 25 项考核指标之一，用来衡量政府关注公民健康的作为。

这里的"使用可及性"，包括能否买得到、能否用得起两个层面。公共卫生专家认为，只有实现全民计划免疫，疫苗才能发挥最大作用。正是由于全球范围内的疫苗接种计划，人类基本消灭了天花和小儿麻痹，中国控制住了乙肝病毒的大规模传播。

"预防疫苗一定要免费接种，因为对抗病毒的传染性必须要群体免疫力，群体免疫不到水平，就少数人接种不管用，疾病还是要流行的。"乔友林说。

截至 2017 年一季度，HPV 疫苗在全球 132 个国家和地区上市，准许 HPV 疫苗接种注射，约 70 个国家和地区推行了国家疫苗接种计划。在中国迟到了 11 年的宫颈癌疫苗，将来是否有望纳入国家计划免疫？

这也许是下一个重要目标，所有人都在努力。

4

2010 年年底，乔友林教授又收到一份"圣诞礼物"，也是一封邮件。

邮件来自世界卫生组织国际癌症研究署（WHO/IARC）主席，通知乔友林教授获得了 2011 年度 IARC "杰出贡献奖章"。

IARC 是世界卫生组织领导下的国际癌症研究的最权威机构，每年全世界仅 1~2 位科学家获得这一奖章，乔友林教授是获此殊荣的唯一中国人。

"当年回国的时候，我是有一种赌的心理的。"回国 20 年，乔友林赢得了自己设的"赌局"——并不是因为获得这些荣誉，而是作为一名科学家，他在自己的研究领域为无数人的健康带来益处。

1996 年，在美国学习工作已经十多年的乔友林，接到了回国工作的邀请。他是美国约翰·霍普金斯大学公共卫生学院博士毕业，在美国国立卫生研究院国家癌症研究所工作。

对于一名公共卫生领域科学家，他知道，倾己之力促进自己国家的人民健

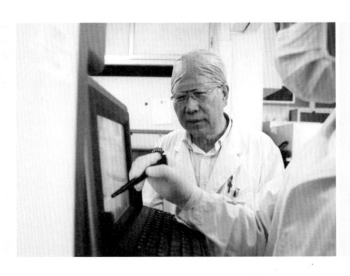

康，才是自己的归属。同时，中国有些地区非常封闭，而有些类型的癌症集中在某些地区，从癌症预防的角度，还有大片未开垦的处女地，这是他的责任更是机遇。

1997 年，他作为国家人事部回国定居专家、中国医学科学院 / 中国协和医科大学"跨世纪学科带头人"，带着家属回国了。

他带领团队驻扎在我国子宫颈癌、食管癌高发现场，开展早诊、早治及一级预防研究，扶植、培训了多个基层医疗单位成立了肿瘤防治研究基地，并建立起多个高发现场的大样本前瞻队列，直接为国家提供可靠的科研依据和范本，推动了国家对农村地区两癌筛查的防治进程。

他从农村插队到四川医学院学习公共卫生，再到世界顶级学府深造，最后工作场景又回到了农村和基层，耕种癌症预防的处女地，推动整个国家的癌症防控工作。

5

然而，对乔友林教授来说，回国，改变的不仅是工作地点。

他说："我在农村插队的两年，接触过中国最底层人民的生活，后来到医学院学习，然后在国外学习工作十多年，再回来，有很多需要重新认识的东西。"

刚回国时，有一次职称评审，他发现，一个工作和学术水平都好的人分数不高，而另一个工作和学术水平较差的人分数却很高。他对此很不理解，一问才知道是"无记名投票"。他就反对："每个人都应该对自己那一票负责任，应该记名投票。"乔友林因此也被人开玩笑是"从月球上来的"。

有一天，四川一家县城肿瘤医院的院长给乔友林打电话说，过完春节医院就要被拆掉了，因为医院这块地位置较好要用来搞商业房地产开发。乔友林知道，这家肿瘤医院是早年四川医学院的专家帮助建起来的，也是当地老百姓唯一看得起病的一家肿瘤专科医院。

为了阻止这件事，乔友林想到了媒体。于是他邀请一名新华社记者朋友和一位著名的肿瘤医生，利用回老家过年期间去实地深入采访，挖掘到很多感人的医生患者故事。记者要写一篇"批评报道"，严厉批评把医院推倒搞商业房地产开发。被乔友林拦住了，他说这样可能不利于真正解决问题，他建议写成"表扬稿"。

果然，"先进典型报道"出来后，这家县级肿瘤医院不仅保住了，还得到了从未有过的重视，拨款、批土地、增加编制、扩大医院规模，医院得到快速发展。

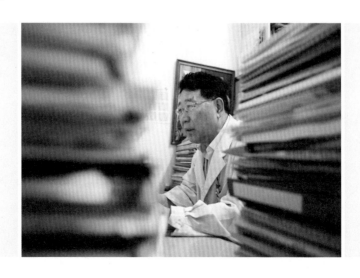

·乔友林的办公室门上、柜子上，贴着几张稚嫩的儿童画，那是儿子们小时候送给爸爸的画，已经贴了十几年。

回国 20 年，在国内做科研与在美国时有很多的不同，乔友林在努力适应规则的过程中，依然保持着科学家的独立思考。他说，国内的科研在评审体系的公平、公开、透明需要大大改进，还要减少行政干预，保持科学研究的独立性，科学才能更加健康发展。

而对乔友林来说，回国，更大的挑战是孩子的教育。

乔友林的两个儿子都出生在美国，当年，年仅 7 岁的大儿子，和出生仅 4 个月的二儿子，一起随大人回到中国，在国内学习生活了十余年。如今他们已经成年，都去美国学习和工作了。

乔友林的办公室门上、柜子上，贴着几张稚嫩的儿童画，那是儿子们小时候送给爸爸的画，已经贴了十几年。他曾带着儿子重访自己当年插队的四川涪陵垫江农村，希望他们能够体会到父亲当年意志的磨炼。

如今，大儿子跟随父亲的脚步，毕业于中山大学医学院。乔友林至今还保留着儿子 14 岁生日时，自己给他写的一封信：

现在你们生活在这物质极大丰富的环境里，无法想象我们当年上学时物质贫乏和上山下乡时的艰苦生活；也无法想象我们 18 年前靠借的 100 美元赴美国学习和在约翰·霍普金斯大学攻读博士的经历。许多外国朋友总是问我们对上山下乡的感受，我们的回答是"青春无悔"。爸爸把它比喻为非洲部落的生存训练。男孩长到 16 岁，就要远离父母去原始森林独立生活 1 个月，只有那些活着自己走出森林的人才是真正的勇士。没有聪明的头脑、健康的体魄和不屈不挠、永不放弃的精神是很难成功的。

"现在社会对年轻人的教育胜过了父母对他们的教育，如今动不动就炒作明星耗资上亿的豪华婚礼。"乔友林不无忧虑，"年轻人长期被这个商业社会熏陶，道德观和价值观完全被扭曲了，很多东西都会变得艰难。"

尽管，从商也无可厚非，"但我希望我培养的学生，都能走在科学振兴国家的道路上，而不是去经商，像协和这种研究机构是培养科学顶级人才的。"乔友林说。

记者手记

在"遇见"乔友林之前，在我印象里，这个名字一直是和宫颈癌疫苗联系在一起的。那时我还供职于人民日报《健康时报》，几乎每年都要收到关于宫颈癌疫苗何时在中国上市的记者报道，乔友林教授都是受访专家。

搞预防医学的人，都是有着广阔的天地，因为他们的"处方"都是针对全人群。没有手术、没有门诊、没有查房，乔友林的工作现场在全国各地，而我"遇见"他，仅仅是在那不足 8 平方米的办公室里，从他的讲述中去了解他的天地。

乔友林教授很会讲故事。

我们的专访，是从南非开始聊起，可见他的"战场"之广阔，他分别以国际专家组成员身份和中国政府代表团中的专家身份去过几次南非，目前他的科研成果也作为中非计划的重要内容向非洲输出，包括国产的宫颈癌早期诊断试剂、国产疫苗等。他说："'中国制造'并不只有帽子、手套，一定要有高科技的东西。

以前我在美国时看过一部电影，电影里面有一段对话特别刺激人，一对情侣出去吃饭，从餐厅里出来时下雨了，他们把雨伞一打开，伞就坏了。这个男人马上说'中国制造的东西就是不好'。在外国人眼里，'中国制造'是劣质产品的标签。"这部电影让乔友林特别受刺激，所以当自己有能力输出有技术含量的"中国制造"时，他毫不犹豫并全力以赴。

乔教授的科研故事、成长中的各个细节，他用"川普"也讲得很生动。

他当年初中毕业时去支边，特想当兵，而且想当骑兵。但是父亲把户口本藏起来不让他报名，于是父子大吵一架，儿子离家出走了。

我问他："离家出走走了多远？"他笑得眼睛眯成一条缝，说："跑了两站地就不敢跑了，坐在路灯下等着父母来找。"虽然"逼"父亲交出了户口本，但"姜还是老的辣"，乔友林顺利报了名，父亲则通过私人关系让校长拒收他。乔友林想当骑兵驰骋祖国边疆的小梦想，还没发芽就被扼杀了。

乔友林还差点成为游泳运动员，被选入重庆市游泳队，父亲也不同意，就希望他好好读书。高中时，游泳课上一个同学溺水窒息了，乔友林把他救上来后，却没人懂急救，最后送到医院时已经来不及了。这个同学是家里的独子，"市教育局怕同学爸爸一时接受不了这样的打击，本想把他接来，婉转地说出实情。人是我救上来的，所以由我来陈述当时的情况。没想到，我还没说完，同学爸爸就说：'你们不要瞒我了，带我去看看儿子吧。你说我儿子生病了，教育局的领导派车来接我，我一个工人一辈子也没有坐过这种车，我儿子的情况还有好？'"乔友林至今还记得同学爸爸的神情。这件事给了乔友林极大刺激，他说："当时只要有人懂一点点医学常识，会人工呼吸，这位纯朴的工人父亲就不会失去自己唯一的儿子了。"

从那以后，乔友林觉得还是得好好学习，所以"文革"后一恢复高考，他就考取了华西医科大学，走上医学之路。

　　乔教授讲故事还很会"加戏",而且加的都是很接地气的"中国味"幽默。比如,讲到2010年拿了奖回来,这个故事应该结束了吧,结果还有一出"加戏",回来后,有人来祝贺时悄悄问他:这奖不错啊,怎么申请的?咱们再来一个。直到最后聊到关于教育、关于学术的独立性时,感受到了这位"海归"的耿直和另一种价值观。

　　乔友林办公室很小,只有8平方米左右,除了书柜里摆满了书和奖杯、照片外,电脑桌上、茶几上、沙发上都堆满了书和资料。办公室的门上、柜子上还贴着儿子小时候的画,已经泛黄,就连自己写给大儿子14岁生日的那封信,他都还存在电脑里。小儿子念高中后去了美国,留在国内的乔友林经常晚上都会固定花时间上网和儿子交流,解答他学习、生活中提出的一系列问题。可以看出,乔友林教授对两个儿子的用心。

　　在乔友林的"加戏"中,还无意中暴露了他的"外号"——乔大个儿。

秦叔逵

肝癌治疗的每一个微小进步都值得庆幸

解放军南京八一医院副院长
全军肿瘤中心主任兼国家药物临床试验机构主任
中国临床肿瘤学会（CSCO）副理事长
北京 CSCO 基金会理事长

专业特长
肿瘤内科，擅长消化系统肿瘤
（特别是肝癌）的诊治和研究

他是第一位在ASCO大会上做专题报告的中国肿瘤医生，并且是唯一一位三次登上ASCO讲台的国内专家。

过去的一年里，"遇见"的好几位肿瘤名医，他们都常常提到一个名字——秦叔逵教授。

他是中国最大的肿瘤医生学术组织——中国临床肿瘤学会（CSCO）的主要创始人之一，今天还担任着学会的副理事长和基金会理事长。

他是世界最顶级的美国临床肿瘤学会（ASCO）有史以来，第一位在大会上做专题报告的中国肿瘤医生，并且是唯一一位三次登上ASCO讲台的国内专家。

二十多年来，中国肝癌领域的新药临床研究，不管是国际还是国内新药，几乎都由他领衔组织和支持参与。

秦叔逵教授，现任解放军八一医院副院长、全军肿瘤中心主任兼国家药物临床试验机构主任，同时担任国家卫生和计划生育委员会肿瘤规范化诊治专家委员会委员、肝癌专家组组长和癌痛专家组组长。

他说，"要永远体谅患者和家属。"在医患关系紧张，常常矛盾激化，辱医、伤医甚至杀医事件频发的当下，作为一名临床医生，还能如此说、如此行，需要怎样的至诚仁爱。

遇见·秦叔逵
肝癌治疗的每一个微小进步都值得庆幸

癌症，是"众病之王"，治愈，是人类的心愿。

1 谁是"癌中之王"，非肝癌莫属

谁是"癌中之王"？有人说是胰腺癌，有人说是黑色素瘤，其实，各种癌症都不好治，而原发性肝癌才是真正的"癌中之王"。

由于乙型肝炎高发，还有黄曲霉素、蓝绿藻类毒素和酗酒等原因，中国是全世界肝癌发病率和病死率最高的国家，年发病人数高达全球总数的55%，而死亡人数也超过了50%。

肝癌之难，一在具有基础肝病（肝炎、肝硬化、肝功能异常和并发症），起病隐匿，症状不典型、早期诊断困难，一经发现，多数患者已经达到了中晚期，只有15%~20%的患者有机会能够进行手术治疗。

二在治疗困难，肝脏是人体的"化工厂"，化疗药物的毒性与肝脏解毒本身就是一对矛盾体，当肝脏被肿瘤侵袭，功能减弱，传统的化疗药物的获益往往被其毒性所掩盖或者抵消，变成了"高毒低效"。

三在预后恶劣、生存期短，晚期肝癌的自然生存期是以天计算，一般不超过100天，而如今肝癌的5年生存率在发展中国家（包括我国）不超过5%，即使在发达国家也不到10%。

四在发生机制复杂、研究十分艰辛，当肺癌、乳腺癌和结直肠癌等瘤种已经迈进"精准治疗"的新时代，而肝癌领域还徘徊在"基准治疗"阶段。比如自第一个分子靶向药物索拉非尼问世 10 年来，开展了几十项新药临床研究，前仆后继，却都接连失败，直到最近才略现新转机。

"十年来肝癌的临床研究，走了很多弯路，吸取了诸多教训，同时也积累了一些经验，现在才开始有可能步入正轨。"从 2000 年开始，在中国医学科学院肿瘤医院孙燕院士的指导带领下，秦叔逵教授的团队参与了第一项肝癌的国际多中心临床试验。17 年来，八一医院全军肿瘤中心已经完成了 230 项国际、国内的临床研究，包括肝癌相关研究近 50 项，其中秦叔逵教授牵头的有 40 多项。

从 20 世纪 90 年代初的晚期肝癌无药可治，生命以天计数；到如今，通过控制基础肝病（抗病毒、保肝利胆）、化疗、分子靶向药物、免疫治疗以及中医药等，即有计划、合理的综合治疗，患者的生活质量不断改善，生存时间也逐渐延长。这期间，秦叔逵教授见证了肝癌诊断、治疗不断规范提高的进程，也经历了一系列研究中的失败和彷徨。

他说："肝癌多发，而且恶性程度极高，预后很差，我们需要更加努力，每一点微小的进步都值得庆幸。"

2 没有伞的孩子在雨中必须努力奔跑

与名校毕业、留在大医院的年轻医师不同的是，秦叔逵是灌木丛中长出的大树，无名"小"医院里冒出来的大专家。

·人生的高度，需要天时、地利、人和和运气，而起决定作用的，还有自己本人的思维、志向、胸怀和格局。

秦叔逵是"文革"后恢复高考的第一届大学生，1982年以全校第一名的成绩从南京铁道医学院（现东南大学医学院）毕业，留校时有16个教研室争着要，最初被分配到基础医学部。由于父母都是医师，他从小就对临床医学感兴趣，"那时候，就想着：总有一天，给人看病一定比给老鼠看病更重要。"于是他再三要求，坚持从基础医学部换到了附属医院的血液肿瘤内科。

1985年，秦叔逵考上第二军医大学血液肿瘤专业的研究生，三年刻苦学习，可1988年毕业后却被分配到徐州一家部队医院。1990年秦叔逵调到南京，来到解放军南京八一医院的肿瘤内科，这是个当时常常被戏称为"八字没有一撇"的小医院，还是个曾经辉煌过而如今"背气"的小科室。

在这里，秦叔逵刻苦学习和实践，奋发图强。1992年，他连续参加"打擂台"，从医院一直打到大军区，以全军区第一名的优异成绩脱颖而出，提前晋升副主任军医。到第二年初即临危受命，从普通医师被直接任命为肿瘤内科主任，时年刚刚35岁。

人生的高度，需要天时、地利、人和和运气，而起决定作用的，还有自己本人的思维、志向、胸怀和格局。他说："没有伞的孩子在雨中，必须跑着走。单位小、条件差、没名气，我们更要加倍努力。"

秦叔逵一接任科室主任，就决定集中全科的力量，主攻消化系统肿瘤，尤其是肝癌，制订了科室发展的"三个三年，九年计划"。科室三年一个台阶，从江苏省走向全国，再迈出国门，向国际进军。这些目标今天都一一实现了。

然而，对于团队和个人成长，这个科室实在太小，几乎是贫瘠的土地，必须走出去，请进来，广泛吸收营养，才可以成长。

·"不谋全局，则不足以谋一役；不谋万世，则不足以谋一时。个人的职业生涯和学科的发展进步，都必须有一个全局观和长远目光。"

1992 年 5 月，秦叔逵跟随中国医学科学院肿瘤医院的孙燕、上海胸科医院的廖美琳、广东中山大学肿瘤医院的管忠震、北京大学人民医院的张嘉庆以及北京协和医院的李龙芸等老前辈一行六人，第一次组团去美国，参加全球最顶级的美国临床肿瘤学会（ASCO）年会。

会议期间，最烦心的事就是每天都不断地有其他国家的代表问道："你们是日本医师吗？"而他们要不断地加以纠正："不，我们来自中国。"会上，欧美和日本学者报告了许多项多中心临床研究的成果，而中国医师只能坐在台下听，因为"我们拿不出任何研究来，其差距之十分巨大，令人震动，感触很深"。

从美国回来后，好长一段时间里，秦叔逵都在深刻思考，如何改变这种局面，实现零的突破。

1992~1998 年，他每年都利用参加 ASCO 年会的机会，到美国不同的国家癌症中心短期参观，学习 2~3 个月。1999 年，他作为军队公派高级访问学者到美国 MD Anderson 癌症中心，工作学习了近 1 年，主要是学习如何开展多中心的临床研究，包括试验的设计、流程、规范、质量保证、质量控制、监查和总结分析等等。

这不仅让他迅速接轨了国际最前沿的思维、理念和学术动态，也让自己每年都有一段时间，停下来回看自己走过的路，反思提高，这种时光对于擅长全面布局的人十分重要。

20 世纪 90 年代，国际肿瘤医学界迅速发展，日新月异，彼此间的协作越来越融合，而中国的肿瘤界却因历史原因，依然各自为政、各行其是，工作、学术和政治关系，种种因素搅和在一起，极不团结，严重影响了学科发展和学术进步。

秦叔逵等一批年轻学者很想改变这样的局面，想团结起来搞学术、搞协作、搞研究。年轻人的想法得到德高望重的吴孟超院士、廖美琳教授和孙燕教授等的鼎力支持。

1997 年 1 月，在北京龙潭饭店举行了一次小型的筹备会，参会人员不到 20 人，除了吴孟超院士、孙燕教授和廖美琳教授等，主要是中青年的核心成员，包括中国医学科学院肿瘤医院的储大同、王金万和唐平章，南京的秦叔逵，哈尔滨的马军，湖北的于丁，广东的吴一龙，上海的王杰军，山东的宋恕平，安徽的刘爱国，大连的王怀瑾，四川的朗锦义等。

同年 4 月 30 日，以 200 多名中青年医师为主的中国抗癌协会临床肿瘤学协作中心（中国临床肿瘤学会 CSCO 的前身），作为二级学会正式成立了，吴孟超院士担任名誉主任委员，孙燕和廖美琳分别担任指导委员会正、副主任委员，储大同担任执行委员会主任委员，而秦叔逵担任秘书长，且持续了 12 年，直到 2009 年后，担任学会的主任委员 4 年。

CSCO 一成立，肿瘤界的老、中、青医师结合在一起，"团结、协作、务实"，共同奋斗。而中青年肿瘤医师活力急速迸发，积极推动中国的临床肿瘤学界快速与国际接轨，用循证医学的新思维，促进多中心研究，使得全国的肿瘤诊治、研究水平快速提高。7 年后，2004 年在昆明召开的 CSCO 年会的参会人数超过了万人；到了 2015 年，CSCO 已成为全球第二大肿瘤学术组织。如今，CSCO 的个人会员达到 14 000 人，团体会员 149 家，成为最为活跃的专业组织，正在为"健康中国"贡献力量，屹立于世界抗癌之林。

秦叔逵教授很推崇一句名言"不谋全局，则不足以谋一役；不谋万世，则不足以谋一时"。他说："个人的职业生涯和学科的发展进步，都必须要有全局观和长远目光。"

3 临床医师迈出的每一小步，都是患者生命走向希望的一大步

15 年前，对于晚期肝癌，临床上几乎束手无策，没有任何有效的药物，只能采取支持、对症治疗，患者的症状重、生活质量差，生存期很短。临床需求巨大而迫切，这对于肿瘤医师来说，既是严峻的挑战和难关，也蕴藏着重要机遇，秦叔逵决定以此作为科室和个人的主攻方向。

肝癌是全世界常见的恶性肿瘤，但是由于发病原因不同，各国肝癌的异质性很强，尤其是在亚洲和中国。因此，西方发达国家的治疗方案，对于中国患者并不完全适用。

秦叔逵必须为中国的患者闯出一条活路来。

虽然从事西医专业，但秦叔逵从小就受到祖国医学的熏陶，他对传统中医药学很感兴趣，希望从中获得突破。"以毒攻毒"是中医药治疗肿瘤的一个重要法则，即以药物之毒来攻克癌毒。因此，他与南京中医药大学教授合作，积极开展了"有毒中药治疗肝癌的实验和临床研究"，包括砒霜、莪术、蟾蜍以及藤黄酸制剂等一系列实验和临床研究，希望采用现代化的思维和手段来深入研究这些有毒中药的有效性和安全性。

自古以来，砒霜被认为是剧毒之药，当年武大郎就是潘金莲和西门庆合谋用砒霜毒死的。"文革"时期一名赤脚医生胆大妄为，将砒霜做成注射液，用于治疗晚期肿瘤，但是患者死多活少；后来，哈尔滨医科大学附属第一医院的数位专家采用砒霜治疗白血病获得成功，特别是血液病研究所马军教授，1982年从国外留学回来后长期从事有关研究。秦叔逵在血液科时就曾经用过砒霜治疗白血病，于是虚心向马军教授请教，想将此法移植用于治疗肝癌，获得了马

军教授的热情指导和无私帮助。

1997 年，秦叔逵先在小白鼠身上试用砒霜注射液，进行体内外的动物实验；1999 年开始治疗晚期肝癌的临床试验，开展了 30 多例，效果比较好。之后，孙燕院士牵头组织了全国多中心研究，重复出秦叔逵主导的单中心研究结果。2004 年，国家食品药品监督管理局（CFDA）正式批准亚砷酸（砒霜）注射液治疗晚期肝癌的新适应证，这是全世界第一个通过国家药政部门评审获批治疗肝癌的系统化疗药物。

"在当年没有任何有效药物的时候，砒霜注射液是一个不错的选择，而且直至今日仍然列在国家规范中。"秦叔逵教授还清楚地记得，当他第一次把砒霜制剂静脉注射到人体时的情景，"真是很害怕出事情，头两天我都是亲自在床边盯着静滴，确保患者的安全。"他说，结果一个疗程以后，患者的肝区疼痛就消失了，两个疗程以后达到 PR（肿瘤缩小了一半），第一例患者存活了 5 年多。

如今，砒霜成为我国肝癌一线治疗用药的三种方案之一。但是，由于该药物的特殊性，直到现在，医师使用都需要特别谨慎。

4 中国医生每迈出一小步，中国医学便向世界走出一大步

2010 年 6 月 7 日，秦叔逵站在了世界最顶级的肿瘤学术大会上，让世界聆听中国的声音——这是 ASCO 成立 46 年来，中国医师第一次应邀进行大会口头学术报告。ASCO 年会，是全世界肿瘤医师的"朝圣"大会，汇集了数万名来自世界各地的肿瘤专家。

这是中国肿瘤界的里程碑，也是肝癌治疗的新篇章。

·"他是这种系统化疗治疗晚
期肝癌取得完全缓解的第一
例患者，给了我们极大的鼓
舞和信心。"

　　化疗，一直是肿瘤内科医师对抗肿瘤的常规"武器"，尤其铂类药物发明
以来，肿瘤患者的生存期得以大大延长。然而，这个常规"武器"，肝癌医师
却一直用不了。顺铂作为第一代铂类抗肿瘤药物，抗瘤谱广，抗瘤活性强，本
来应该是治疗肝癌的重要药物，但是其肝肾毒性大。因此，它一方面能控制肿
瘤，另一方面又造成肝功能严重损害，疗效和毒性互相抵消，甚至还出现"负
数"。而其他传统的细胞毒性药物也是低效高毒，加上研究水平差，所以肝癌
系统化疗研究一直没有成功，不能具有生存获益。

　　2002 年，南京某大学校长找到了秦叔逵教授，他曾经在吴孟超院士那里
做了肝癌切除手术，不久肝癌复发并且发生肺部转移，吴孟超院士建议他去南
京找秦叔逵试试砒霜、蟾蜍等中药制剂。

　　这位校长找来时，秦叔逵手里除了还是"院内制剂"的砒霜针剂外，还
有一个第三代铂类化疗药物奥沙利铂正在做实验研究。奥沙利铂是治疗结直肠
癌的药物，但是秦叔逵课题组发现它对肝癌细胞也很有效，建议这位校长试一
试。经过慎重考虑后，校长接受了奥沙利铂为主的系统化疗。没想到两个疗程
之后，这位校长所有症状都明显减轻，肿瘤缩小了一半；继续化疗了两个疗程
之后，肝脏和肺部肿瘤都全部消失了。

　　"他是这种系统化疗治疗晚期肝癌取得完全缓解的第一例患者，给了
我们极大的鼓舞和信心。"秦叔逵马上组织了本中心的奥沙利铂治疗晚期肝
癌的Ⅰ期临床研究，取得了初步经验。而后进一步牵头组织了一项研究者
发起的全国的多中心Ⅱ期临床研究，八一医院联合北京大学肿瘤医院、第
二军医大学附属长海医院以及上海市第一人民医院等一起，又重复出有效
的结果。2016 年，他决定联合韩国、泰国和我国台湾等地的专家，继续做
一项前瞻性、随机对照、大型的亚太区国际多中心Ⅲ期临床研究（EACH
研究）。

　　2010 年，秦叔逵教授带着 EACH 研究的中期报告结果走上了 ASCO 的讲台；之后又经过了 3 年多的随访观察，试验才全部结束，数据锁定，总结分析。2013 年，国家食品药品监督管理局（CFDA）正式批准亚砷酸（砒霜）注射液治疗晚期肝癌的新适应证。EACH 研究的论文，投给国际顶尖学术期刊——美国临床肿瘤学杂志（JCO）。由于这是世界上第一个采用含奥沙利铂方案系统化疗治疗晚期肝癌证明安全有效的国际多中心 Ⅲ 期研究报道，杂志编辑部十分谨慎，光反复审稿就花了一年多时间，来来回回修改了 5 次，最终该研究被认定科学可信、结论真实可靠。编辑部专门配发编者按予以全文发表，再次引起全球肝癌学界的轰动和关注。

　　2015 年初，第一篇文章发表在美国临床肿瘤学杂志（JCO）之后，秦叔逵又在国内、外核心期刊上陆续发表了 60 多篇奥沙利铂系统化疗治疗晚期肝癌的相关论文，包括基础和临床研究。如今，含奥沙利铂系统化疗治疗晚期肝癌

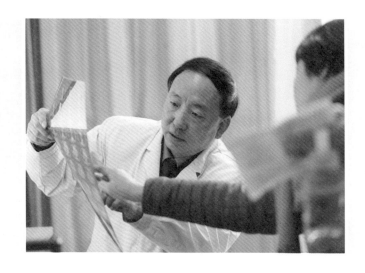

不仅列入了中国的国家规范，也写入了美国 NCCN，以及韩国和日本等国肝癌治疗指南，成为晚期肝癌一线治疗的重要选择，改变了临床实践。

而让秦叔逵教授深感欣慰的是，15 年过去了，那位老校长还活得好好的，他是治疗后无瘤生存时间最长的肝癌患者，真正达到了治愈。

这是一名临床医师最大的成就感。

5 21 世纪伊始，肿瘤开启靶向治疗新纪元

中国是肝癌大国，中国的医师和科学家有责任也有义务在攻克肝癌上多出一份力，秦叔逵教授是国家卫生和计划生育委员会肝癌专家组组长，也是美国国家肿瘤研究所 (NCI) 肝癌专家组成员，这种使命感更加强烈。

然而，虽然所有的肝癌研究和新药都必须重视中国，但是刚开始的时候，中国专家的意见在国际学术界并未得到重视。

2007 年以前，肝癌的第一个分子靶向新药——索拉非尼做临床研究时，全球有 7 位科学家组成了科学委员会 (SC)，指导该药物在全球和亚太地区同步进行两项临床试验，秦叔逵教授是科学委员会成员之一，亲自参与了该项试验方案的设计和实施。然而，当试验进行到一半时，独立数据监察委员会 (IDMC) 在审看了初期的试验数据后，认为没有达到预期结果，建议立即停止试验。因此，制药公司的研发部门立即发邮件和短信通知了科学委员会所有成员，而研究的主要研究者 (PI) 居然也同意立即终止试验。

秦叔逵当时很生气："你们说停就停，根本没有征求科学委员会全体成员的意见。当初，要做试验的时候，好几次邀请我们飞去西班牙的巴塞罗拉市开

·中国是肝癌大国，中国
的医师和科学家有责任
也有义务在攻克肝癌上
多出一份力

会，反复研讨制订方案，现在试验遇到了实际问题，总应该开个会认真分析讨论，而不是贸然停止。这不仅是缺少科学严谨的态度，也是缺乏最起码的尊重和礼节。这项试验遇到了什么问题？初期结果为什么不好？是否可以改变或解决？这些都不去认真分析、解决就结束试验，实在是太不专业和太草率了。"

当时整个试验中，八一医院肿瘤中心入组的每一例受试者，都是秦叔逵自己亲自把关和严密观察，他看到了有效的患者，也非常清楚其中的具体情况。

在与制药公司中国研发部门沟通无效的情况下，秦教授强烈要求与该公司的全球研发总裁直接对话。最终说服了他们，同意坐下来好好分析，总结经验教训，并且应秦教授的要求，到中国来开会讨论。

后来，全球科学委员会所有成员和公司领导都来到上海浦东，除了秦叔逵外，还邀请了孙燕、管忠震和沈峰三位中国专家参加讨论。会议从早上 8 点一直开到下午 6 点，争论不休，秦叔逵发表了许多真知灼见，发挥了关键作用。最后，大家基本达成了认识，认为是研究经验不足，在掌握入选标准、试验过程和质量控制等方面出了问题，针对性地制订了解决方法后，应该继续进行临床研究。

5 个月之后，这项试验获得了成功。虽然该靶向药治疗肝癌的客观有效率只有 2%~3%，对患者生命的中位延长时间只有 2.4 个月，但这已经是肝癌治疗历史上的重大突破，从此肝癌进入了靶向治疗的新时代。为了感谢秦叔逵的重要贡献，后来该公司的全球 CEO 每次来到中国，都要宴请秦教授，同时聆听他的宝贵建议。

秦叔逵教授等中国专家，正是通过积极参与一项又一项国际、国内多中心临床研究，积累经验和知识，从一开始的"跑龙套"，逐渐成为全球肝癌领域的中坚力量，成为多项大型国际试验的"龙头"。

6 新型免疫治疗，改变肝癌治疗的大格局

2016 年 12 月 29 日，秦叔逵教授年度最后一次专家门诊中来了一名晚期肝癌患者，北京的医生告诉他，"目前我们已经无能为力，您必须到南京去找秦叔逵教授。"

患者患病已经 1 年多，既往一直采用靶向药物治疗，肿瘤曾经得到有效的控制，但从 2016 年 10 月起肿瘤发生进展。秦叔逵教授详细问诊，分析病情，认为已经发生了耐药情况，鉴于目前没有标准的二线治疗，宜停用靶向药物，试试看其他药物。有两个选择方案：一是换用奥沙利铂为主系统化疗；二是自愿加入新药临床试验，即即将启动的 PD-1 单抗治疗肝癌研究。

秦教授说的临床试验，就是治疗美国前总统卡特的黑色素瘤脑转移发挥了奇效的 PD-1 抑制剂派姆单抗（Pembrolizumab，KEYTRUDA）。此时，PD-1 抑制剂一线治疗晚期肝癌的试验已经在欧美国家顺利进行，而秦叔逵教授即将开展牵头亚太区的 Ⅲ 期研究。

秦叔逵教授向患者详细解释："免疫治疗是当今全球肿瘤学界最热门的研究方向，已经开展了 400 多项临床研究，治疗多种癌症获得了成功，包括肺癌、恶性黑色素瘤、胃癌、膀胱癌、头颈部肿瘤等，很有希望成为肝癌治疗的另一个新篇章。如果你愿意加入该试验，你将有 50% 的机会免费获得非常昂贵的派姆单抗。"

在秦叔逵教授的肿瘤中心，从有关的 PD-1 抑制剂治疗肝癌临床研究的已有数据看来，客观有效率超过 20%，6 个月生存率超过 60%。他说，虽然，从

目前的研究结果看，PD-1 抑制剂对肝癌的有效率不如肺癌和黑色素瘤，但是比目前全球唯一获批的肝癌靶向药物的疗效要高出许多，并且安全性比较好，这是一个巨大的进步。

"面对疾病，哪怕只有百分之一的希望，医生和患者都应该百分之百地去争取。新型免疫治疗，必将改变肝癌治疗的大格局。"秦叔逵教授说。

7 作为医师，永远要体谅关怀患者和家属

在医患关系紧张，矛盾日益激化的今天，医师能够如此说，是怎样一种大医至诚，大医仁爱。

目前中国医患大环境面临的困境，主要问题常常是出在了互相沟通和理解方面。他说，现在的一些年轻医师往往是家里的独生子女，在待人接物方面会有缺失，秦叔逵常常说："做人，做事，做学问。医学不仅仅是一门科学，也是社会学和艺术。"

"医师要学会做人：你的态度好，服务热忱，就算工作上有一点疏忽或失误，患者也会谅解你；你很年轻，但是让患者感受到关怀，患者就会信任你。也许你的医术和水平有限，但是如果你给该患者实施的方案，与你给家人、亲友用的一样，也就够了，说明你已经尽力了。"

秦叔逵教授的门诊，严肃认真，从不与患者谈笑风生，但讲解得十分

透彻，与患者和家属很好地沟通，细致商讨诊断和治疗方案。他说，在美国这叫作"协商医疗"，也就是医师一定要认真履行全面告知的义务，由患者自己决定接受和不接受治疗的权利。这是医患沟通和人文关怀的核心。

临床上，他向学生和科室的医师也特别强调保护性医疗制度。

鲁迅先生的杂文里写过这样一个故事，某家生了一个男孩，满月时大摆酒席，抱给大家看，以讨个吉利彩头。一个人说："这孩子将来要发财的。"他得到一番感谢。另一个人说："这孩子将来要做官的。"他于是收回几句恭维。可是有一个人说真话："这孩子将来是要死的。"他得到一顿痛打。

这个故事放在医疗上，就是让大家要学会医疗保护，主要表现在医师说话的艺术。同样在陈述一个杯子里有半杯水的事实，你说这杯水空了一半了，这是负面角度；而你说还有半杯水呢，这就是正面积极角度。

医师说话角度不同，患者感觉完全不一样。比如，实际上患者病情已处于晚期，已经开不了刀了，你可以说，你的情况可以采用药物治疗，而现在药物有了很多的进步，也有了很多选择。

对肿瘤患者，在任何时候都要给患者生的希望，如果今天说患者的脸色不好，明天说检查数值又不好了。患者觉得我活着没希望，天天都得到的是负面消息，真的会想跳楼去。对肿瘤患者来说，"三分靠药，七分靠精神"，如果他精神垮了，你用什么药都是治疗不好的。

秦叔逵教授的父母都是著名医师，他从小就在医院长大，看到父母的含辛茹苦，也看到他们治好了许多患者的欣慰和自豪感，更懂得那种能为患者解决痛苦的自我价值。

当医师，首先要去想清楚这一辈子到底干什么？我经常和学生说，我最初选择这个职业时，也是觉得要在这个社会上要有个谋生的手段，有碗饭吃。在年轻医师阶段，学习工作很辛苦，但当了主治医师以后，生存也就不是什么问题了，这时应该想的是，人这一辈子要做点什么，我能为这个国家、社会和患者做点什么吗？而一个医师能做的，无非就是救死扶伤，为患者解决疾苦。为了能做好这些事，你就要不断去学习提高，因为天下没有两片相同的树叶，也没有两个患者的病情完全一样，甚至同一个患者的不同阶段病情也不一样，医师只有不停地学习，才能做到真正尽心尽力。

这就是医师的职责所在。当医师的永远饿不死，但也发不了大财，面对现在社会上的各种诱惑，医师要知道自己要什么。

中国有句俗语"不为良相，则为良医"，是要求医师的知识面广阔，不仅要学习自己领域的专业知识，还要懂心理学、精神医学、天文地理，还要了解社会、人际沟通，才能成为"良医"。

从医时间越长，你越会明白生老病死有的时候是不可抗拒的规律。只要对每个患者都尽力去解决他的痛苦，尽力去改善他的生活质量，尽力去延长他的生存时间，甚至少数患者可以被你治愈。那么，你就尽到了一份责任，也就无悔了。

秦叔逵说："永远要体谅患者，因为他身心都有病；还要理解家属。"因此，他要求肿瘤中心的军医和护士永远不许与患者吵架，"不仅要尊重这身白大褂，还要尊重这身军装。"

记者手记

"遇见"秦叔逵教授的南京之行，是 2016 年最后的几天。

南京这个城市，在历史课本和电影电视剧里，总是与军人如影随形，在"遇见·肿瘤名医"系列里，秦叔逵教授也是唯一一位穿军装的医师。

专访时，他一身军装，正襟危坐，坐得离我远远的，我们愉快地聊了 3 个半小时。没想到，下午 5 点多离开后不到 1 小时，我毫无征兆地嗓子哑了，到晚上时几乎完全失声。第二天还有一整天的重要采访，"哑口无言"怎么能完成任务？

第二天早上 7：30，我和摄影记者阿汤赶到八一医院门诊大楼全军肿瘤中心的专家诊区等他。阿汤正在观察地形，找角度，找环境，猜测着秦教授出现的方向，想抓拍镜头。秦教授突然就出现了，递给我一个大袋子，说："半夜看到你在朋友圈发的信息，知道你感冒了，今早匆忙给你备了点药。"然后还向我道歉，"有可能是我传染的，上周我们一家都患病毒性感冒了，也是咽喉痛显著，虽然我已经恢复了，但是刚刚好，可能还有传染性，所以我昨天还特意坐得离你远远的。没想到这个病毒这么厉害。"

我才知道，原来昨天他"拒人千里"是为了保护我；我才知道，原来他如此心细，外表不苟言笑，对人却默默关心；我也才知道，军人的铁骨柔情原来是这样的感觉……

更感动的是，明明是我自己不小心感冒，他却主动"背黑锅"道歉。

我想，这种在自己身上找原因，已经是秦叔逵的一种思维习惯了。我也明白了，为什么身处这样一个毫无优势的小医院、小平台，他却能在强手如林的肿瘤学界赢得尊重，独树一帜。

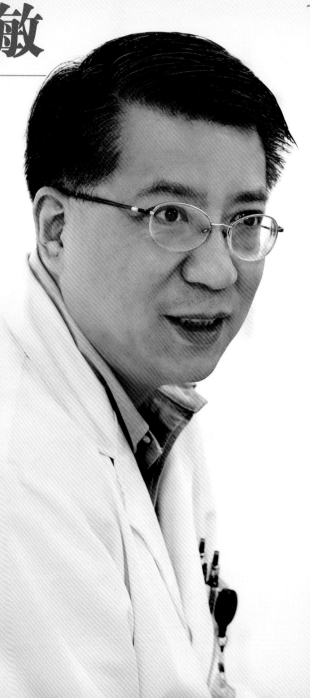

邵志敏

他面临的乳腺癌『矛盾』

复旦大学肿瘤研究所所长、乳腺癌研究所所长
复旦大学附属肿瘤医院大外科主任兼乳腺外科主任
中国抗癌协会乳腺癌专业委员会名誉主委
中华医学会肿瘤学分会副主任委员
第八届亚洲乳腺癌协会主席

专业方向

乳腺癌

"你今天也看到我是很直率的，喜欢的、不喜欢的就直接表达出来，我是凭着自己做人的良心去做医生。"

实话说，采访邵志敏，对记者来说是极富挑战的。

邵志敏是中国乳腺癌治疗领域著名的专家之一，他是复旦大学附属肿瘤医院乳腺外科主任，复旦大学肿瘤研究所所长……可以说，学术领域该有的头衔，人才领域该有的荣誉，科学研究的各种奖项，他几乎全部斩获。

两年来"遇见·肿瘤名医"团队不惜时间和成本，坚持面对面地"遇见"，通过跟访每一位"名医"的临床工作和深度专访，获得第一手资料，每一位被采访医生的自我阶段性整理，包括成长的经历、对医学的理解以及对生命的感悟，是这个系列最宝贵的财富。

然而，在邵志敏教授的采访中，他不讲故事，不谈人文，不谈过去，也不谈个人。

邵志敏说："你今天也看到我是很直率的，喜欢的、不喜欢的就直接表达出来，我是凭着自己做人的良心去做医生。"

采访中可获得的一手资料十分匮乏，无法全链条整理出邵志敏教授的故事，因此，就写几个片断吧。

遇见·邵志敏
他面临的乳腺癌"矛盾"

癌症，是"众病之王"，治愈，是人类的心愿。

1

邵志敏很直率。

早上 8∶30，查房结束后，科室秘书陪我们挤过走廊，进入诊室时，我被这里的"盛况"震惊了：约 10 平方米的诊室里，装了 20 多人，有医生、患者、家属，很热闹。

我问，邵教授一上午要看多少患者？秘书答：大约 170 人。

我的大脑快速运算，从早上 8 点看到下午 2 点，6 小时一分一秒不间断的情况下，170 人，每人平均 2 分钟左右。

适应了诊室里的嘈杂之后，我逐渐看出了门道，这里有一条就诊的"流水线"：4 位年轻医生分成两组接诊，每组各一台电脑，一个写一个问；每次 2 名患者同时就诊，4 名患者进入诊室内候诊区，其他在诊室外等着。

邵志敏教授同时处理两组患者，看病历、查体、给方案穿插着进行，犹如围棋高手一对多的"车轮战"，不仅需要极强的时间统筹能力，还是对体力和脑力的巨大考验——身体不停走动，大脑随时更换频道。

一上午，邵志敏的两把椅子几乎都是空着的，因为他需要不停走动，要到帘子后给每个患者查体；要维持诊室秩序，"拦截"候诊区的患者或家属上前围观；要提醒患者离开时带好随身物品；还要应对随时进来要求加号的患者。

10 点以后，诊室里还增加了一排站着的"B 超队"，这些患者是前几天的门诊开单并做完检查的，这一次看结果不需要再挂号，邵志敏会在接诊间隙插空给她们判断结果。

尽管对公立医院优质医疗资源缺乏与患者需求量大之间的矛盾，我有足够的心理准备，但邵志敏的门诊量之巨大，还是有些超乎想象。

门诊过程中他突然问我："一上午有什么感受？是不是觉得患者多，医生压力很大？有时候人文关怀可能不够？"

对于这个问题，在下午的专访中，邵志敏做出了解释。

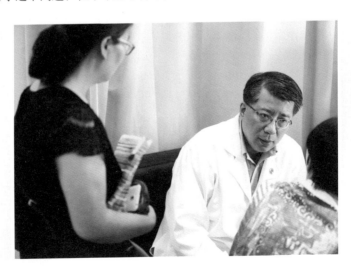

·医疗资源的缺乏与人们的
期待之间的矛盾难以调和
时，作为一名医生，就只能
做到我认为对的。

的确有很多矛盾的地方。每个患者都希望找到最好的专家给自己看病，又都希望看得非常精细，对专家来说，数量与精细之间如何妥善解决？

我国优质医疗资源很缺乏，公立医院只能保证基本的医疗需求。所以对我个人来说，只能是尽最大可能帮助更多的患者，解决每个人的主要问题，其他的细节问题，就需要分流到诊疗的其他环节，由下级医生去解决。

患者看我一个门诊需要等很长时间才能挂上号，等到实际就诊时，她们又会认为"好不容易挂上了号，一定要多占用一些时间解决所有问题"。因此，患者自身需求也是存在矛盾的。

我现在一天能看170个患者，如果我一天只限30个号，也就意味着，我只能帮助30个人，这对另外的140人是不公平的。医疗资源的缺乏与人们的期待之间的矛盾难以调和时，作为一名医生，就只能做到我认为对的。

我的中心思想是帮助更多的人，所以患者来加号我都会给加的。如果我限号，外面的黄牛号可能会被炒到几千元，这到底是谁获益呢？

半天，一个人亲自接诊170个患者，还要给出准确的诊断和处理意见，医生的压力和强度可想而知。到中午1点时，还有几十个患者没看完，邵志敏为了赶在1点半会议前结束"战斗"，连平时在诊室随便对付几口面包的午餐时间也省了……

为了"帮助更多的人"，邵志敏承担了最重的工作量和压力。

在"医疗水平不均衡、优质资源缺乏"面前，医生和患者都是现实的承受者，都要为此做出牺牲，如何尽可能找到彼此可接受的平衡，需要医患间的互相理解。

2

"帮助更多的人"这个中心思想，在邵志敏的诊疗流程也体现得淋漓尽致。

采访那天，当我们早上7:30赶到医院时，邵志敏教授已经在办公室工作1个小时了——他的工作日几乎每天如此。多年来，他谢绝所有应酬与不必要的活动，保持"医院—家"两点一线的生活轨迹。

乳腺外科占了3层楼，一共170余个床位。据媒体2016年公开报道的数据，这里每年完成的乳腺恶性肿瘤手术达4 500余例，占了上海市乳腺癌总手术量的43%~44%。

邵志敏亲自带着一个医疗组，管着一层楼的患者，每周一和周三上午门

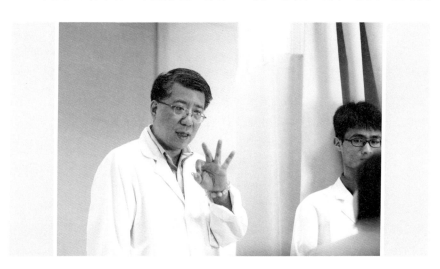

·医生工作"化整为零"，管理上就要"化零为整"，才能保障整体治疗效果。

诊，周二和周四全天手术。手术日一天多则二十多台，少则十几台。

为了利用有限的病床尽可能多地收治患者，邵志敏在流程管理上做了很多创新：他打破每个医生固定的床位数界限，让床位在医生间"转起来"；在保证医疗安全的前提下，推行患者"自我照护"模式，术后带着引流管就可以出院，换药和拆线到专设的门诊，还设有全天候紧急情况处置的绿色通道。

经过这样的流程改造，患者术前等待和术后住院时间大大缩短。确诊为乳腺癌的患者 1~2 个工作日便能获得手术床位，住院第二天就做手术，平均住院日从过去的 10 天以上缩短为现在的 7 天以内。

这里的临床工作就像一艘巨轮，高速前进，并有着巨大的吞吐量。医生的工作流程，是按功能各司其职，各管一摊。邵志敏称之为"专业化"：

> 诊断医生专门做诊断，外科医生只管开刀，重建医生就是整形外科医生，化疗的医生只管化疗。医生各自专业化，专业之外的事，每个医生都要了解，但不需要自己亲自去做。我不要求下面的医生全能，做不到，也不靠谱，从专业角度来说，我认为这也不是一个好的发展方向。

医生工作"化整为零"，管理上就要"化零为整"，才能保障整体治疗效果。邵志敏为每个环节都匹配了细致的治疗规范，建立奖惩机制，将医疗行为置于制度的框架下，要求每个环节严格依照规范，以最大限度减少医疗差错。

这是邵志敏掌舵的这艘乳腺癌巨轮高效运转的机制，也是最大的特色。

因为患者太多，我不敢说我是最人文的，但是我至少保证解决患者的实际问题，不漏掉一个癌。目前，全科室可手术的乳腺癌患者，一期、二期、三期总体平均的 5 年生存率达到 89.7%，与美国的数据完全是匹配的。

5 年生存率，是衡量乳腺癌治疗水平的重要指标。要服务尽可能多的患者数量，又要维持医疗的高水平，邵志敏和团队所有医生都付出了极大的心血。

如今，乳腺癌的治疗方法比较成熟，其生存率也普遍高于其他大多数恶性肿瘤，大部分乳腺癌患者，经过正规治疗都能不受乳腺癌干扰度过一生。

纵观乳腺癌外科治疗的历史，在保持较高生存率的前提下，医生们一直在

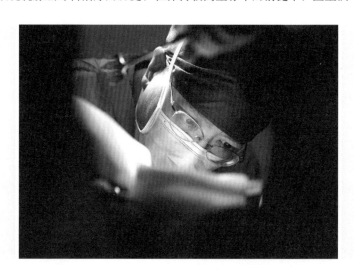

·乳腺癌的治疗中，人性的
思考和人文关怀也同等重
要，这需要全社会的共同
努力。

做减法，切除面积越来越小，从最开始包括全乳房、胸大肌、胸小肌和腋窝脂肪淋巴组织在内的整块切除，到如今保留乳房成为一种常态。

保留乳房治疗率不是衡量医疗水平的一个指标，但对提高患者生活质量有着重要的意义。欧美国家"保乳"率非常高，在专业机构达到60%~70%，在日本也能达到30%~40%，然而这个数字在我国据估算平均水平不到10%。

能不能保乳，除了医疗上的安全判断，关键看患者自身的意愿。在我们这里，35岁以下年轻的乳腺癌患者，要么保乳治疗，要么是切了后重建，不管用什么方法，年轻患者手术后仍然"有"乳房的比例是非常高的，只有极少的患者会失去乳房。

对大多数乳腺癌患者来说，当"活得长"并不是太大问题时，"活得好"就是重要的目标，这也是乳腺癌的特殊性。

对于乳腺癌患者来说，她们面对的除了死亡的威胁，还有毁形带来的心理创伤。失去乳房这个性器官后，势必面临爱情和婚姻的悲欢离合，这已不仅仅是个医疗问题。

因此，在保障治疗水平的基础上，乳腺癌的治疗中，除了医疗本身外，人性的思考和人文关怀也同等重要，这需要全社会的共同努力。

3

就像父母给予关注最多的，永远是最弱小的那个孩子一样，医生最放心不下的，也是治疗效果很差的那一小部分乳腺癌患者。

我们常说，医学家们勇于攀登医学高峰，其实医生们想法很朴素，只是想为患者解决问题，因为这些患者带着病痛和期盼，真真实实地出现在医生们面前。这也是邵志敏做科研的动力。

强大的基础研究能力是邵志敏团队的一个极大优势，研究结果也多次获得各种省部级大奖。他拥有一个很大的"乳腺癌分子生物实验室"，医生们把临床上遇到"没解决"的问题带到了实验室，这里有二三十位专职科研人员进行深入研究。

科研是学科动力。来源于临床的科研，在实验室找出结果后再回到临床的转化是需要一个过程的，但一旦转化成功就解决了临床的问题。这就是临床转化研究的巨大魅力。

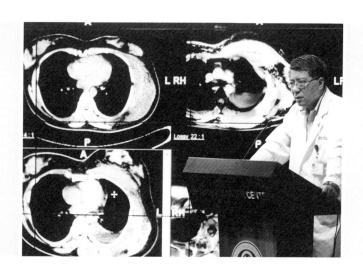

·医学科学尤其如此，不是躺在已
有成就上孤芳自赏，而是保持着
"你知道你不知道"的清醒，才能
永远对科学研究保持着敬畏。

多年来，邵志敏作为外科医生和临床科学家，聚焦乳腺癌发生、转移和治疗的研究，他担任许多研究项目的全国 PI（主要研究者）。

本来想听他讲自己经典的科研故事，他却反问了一堆的"为什么"。

乳腺癌为什么会发生？

为什么这人会得乳腺癌，而那人不得？

为什么临床上各种指标几乎一模一样的两个患者，用同样的方法治疗，可是其中一个效果很好，另一个两三年后就复发转移了？

是否能找到一些基因可以预测哪些人会早发乳腺癌？

是否能找到一些标志物，及时阻断后，就可以减少复发转移的发生？

……

求知过程中有几种状态：第一，你不知道你不知道；第二，你知道你不知道；第三，你知道你知道；第四，你不知道你知道。

医学科学尤其如此，不是躺在已有成就上孤芳自赏，而是保持着"你知道你不知道"的清醒，才能永远对科学研究保持着敬畏。

邵志敏的实验室围绕这些"为什么"做着许多的努力。医学的每一项突破都是漫长而艰难的，身处其中要守得住寂寞；而身在临床，对威胁患者生命的疾病无可奈何，让邵志敏有更加坚定的研究方向，也更加感觉到紧迫。

对话·邵志敏

▽戴　戴·研究乳腺癌三十多年，您对这个疾病有什么认识？

▲邵志敏·说简单也简单，说复杂也复杂，乳腺癌越做下去，你会发现很

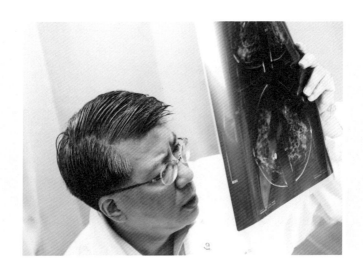

多不能解决的问题越来越暴露出来。比如乳腺癌的转移，现在大家都在攻，但还是总有一个特定的人群会发生转移，而且这么多年来，这个人群的数量似乎下降得并不多。

也就是说，虽然乳腺癌的生存率比肺癌等瘤种提高很多，但复发转移的概率却并没有变化。只不过在复发转移之后，我们后续的治疗手段多一些，患者带瘤生存的时间长了一些，也就是我们现患病的患者多了。

▽戴　戴·也就是说，在防止乳腺癌复发转移这件事上医学研究并没有太大突破。

▲邵志敏·对的，从全世界范围来看，也只有一点突破，就是在控制Her-2阳性乳腺癌的复发上的突破，其他显著的突破没有。

乳腺癌就像一个大家族，分为腔面A、腔面B、Her-2阳性和三阴性四大亚型。Her-2阳性乳腺癌就是其中早期复发率很高的一个亚型，预后很差。在 10 年前或者更早以前，基本没有什么好的治疗方法，但近几年，针对 Her-2 阳性乳腺癌的研究发展最快，针对靶点的新的治疗药物不断推出。

后来我们通过研究又进一步发现，Her-2 阳性乳腺癌患者如果在术前先接受新辅助化疗和靶向治疗，而后辅以手术治疗，可以使患者的肿瘤完全消除，这是令人欣喜的成果。

▽ 戴　戴·其他方面虽然没有大的突破，但还是有很多进展吧？

▲ 邵志敏·我从 1985 年从事乳腺工作到现在，越做越深，变化每天都在发生，虽然还没能攻克乳腺癌这个难题，但也有了质的飞跃。比如我们团队发现了多个转移调控基因，希望如果及时把这些"开关"阻断，复发转移就可能减少。当然，这还在探索中。

▽ 戴　戴·对乳腺癌复发转移的研究是医生们的工作，对于普通人来说，对这个疾病的认知上最重要的是什么？

▲ 邵志敏·早发现。每个患者无法选择自己所患肿瘤亚型，也就是说肿瘤的"个性"不由个人意志决定，但早发现是不难做到的。如果能尽早发现高危的亚型，及时治疗，不仅治疗效果好，还能减少复发。

▽ 戴　戴·怎样做到早发现？

▲ 邵志敏·35 岁以下的女性每 1~2 年做一次 B 超检查；35 岁以上女性，每年定期做一次钼靶检查，可在第一时间发现很小甚至连手都触摸不到的乳腺肿块，为尽早治疗赢得时间。高危人群可以半年进行一次相关检查。

2000~2008 年，我们团队做了上海市闵行区七宝社区 10 万名女性的乳腺普查。这种筛查需要政府投入很多的资源，花费大量的人力和物力。但筛查的好处就是早期发现率很高，同样的乳腺癌，筛查出来的比自己摸出来的早期乳腺癌概率高得多了。通过有效的筛查手段，尽早发现乳腺癌，这样保乳率高，化疗率低，生存率也很高。

通过七宝社区的研究项目我们发现，对中国女性采用钼靶联合乳腺 B 超的诊断和筛查技术，能够将诊断率提高 10% 以上。虽然钼靶对中老年女性具有广泛适用性，但超声对腺体致密型乳房的年轻患者更具优势。所以，钼靶联合乳腺 B 超的诊断方法写入了 2015 年版的《中国抗癌协会乳腺癌诊治指南与规范》中。

▽ 戴　戴·许多欧美以及中国的指南都提出了一个共同的观点：乳腺自查不能提高乳腺癌早期诊断检出率和降低病死率。您认为女性们应该如何正确对待镜前乳腺自查，做还是不做？

▲ 邵志敏·这是一种理解上的误区。在欧美发达国家已经将一些乳腺癌早期筛查项目比如钼靶列为公共卫生服务项目。相较于乳腺自查，钼靶可以发现自查未能摸出的肿块和病灶，相比这两者的效果，一定是钼靶更有优势，也能发现更多的原位乳腺癌。

反观中国，特别是偏远山区和经济欠发达地区，在未能全面普及推广钼靶或者 B 超筛查的情况下，乳腺自我检查对于自身发现一些乳腺癌"信号"还是存有一定的积极意义。乳腺自我检查的普及，也有助于女性增强乳房健康意识。

对于普通民众，建议通过常规、定期的体检来发现早期乳腺癌，以便获得较好的治疗效果。

▽ 戴　戴·结合您前面阐述的内容，是否可以这样理解，尽管大多数乳腺癌的治疗方法很成熟了，但实际上，这么多年来对乳腺癌这个疾病本身的研究，真正标志性的进步并不多。

▲ 邵志敏·对，乳腺癌领域真正标志性的进步很少。

▽ 戴　戴·您觉得这个疾病需要突破的东西是什么？

▲邵志敏・需要突破的东西太多了。

▽戴　戴・从您团队现在做的研究看来，您预计未来你们会在哪些方面有所突破？

▲邵志敏・现在也不好说，我们有很多的课题在做，尤其在专攻三阴性乳腺癌患者，这是乳腺癌中"最毒"的一种亚型，已经去世的歌手姚贝娜得的就是这种乳腺癌。现在对于 Her-2 阳性乳腺癌已经有很大突破了，但对于三阴性乳腺癌仍没有较好的治疗手段。对三阴性乳腺癌，传统治疗几乎都无效，化疗3 年后的复发率为 40%~50%，而一旦发生远处转移，治愈率就几乎为零。而三阴性乳腺癌恰恰又在亚洲的年轻女性群体中多发，占所有乳腺癌的 15%~20%，所以大家都在做这方面的工作。

▽戴　戴・您作为科室主任，亲力亲为这么海量的门诊量和手术量，觉得累吗？

▲邵志敏・如果你非常喜欢这一行，就会用另外一种心态去面对你热爱的工作，这些就不是压力，而会感到 enjoy，享受。1985 年本科毕业，刚进肿瘤医院时，乳腺癌还归在胸外科。我在国外呆了 10 年，回国之后，2000 年乳腺外科正式独立成科室。我从小对从医有好感，进入这个行业后，对外科越来越感兴趣。

▽戴　戴・当初为什么选择回国？

▲邵志敏・想回来就回来了，没有什么很大的理想，就是对外科有点执着，就这么简单。现在想来当初的决定是对的，留在国外也许就安逸平淡地过一辈子，不可能像现在这样，可以做这么多自己喜欢的事，同时，在自己喜欢的事情上做出一点成绩。

记者手记

　　对邵志敏的采访完成度，是十分遗憾的，因为并未达到我给自己设定的采访目标。

　　在去上海采访之前，就有"八卦女"发来邵志敏的照片，说：帅，典型的海派。

　　当我告诉邵志敏，"遇见·肿瘤名医"的系列采访方向为医学人文时，他说："人文的东西，我讲不出什么长篇大论的。"然后转身就走，去查房了，留下一个"高冷"的背影。我感慨，为什么我认识的好几位乳腺外科医生都那么"高冷"。邵志敏的秘书笑着说，邵医生是最典型的"高冷派"。

　　摄影记者阿汤在一旁"幸灾乐祸"："这次你的难度不小。"

　　跟访完邵志敏的早交班和查房后，他瞬间就不见了。秘书说，邵教授已经去门诊了，我们过一会儿再去，因为刚开始的场面太刺激。等她估摸着门诊现场的流水线已经开始运转起来时，才陪着我们一起过去。尽管这样，我还是被现场的阵势吓了一大跳。

　　跟访邵志敏的门诊，是我唯一无法记录一个完整故事的一次跟访，因为那个空间里的状况实在太复杂了。

　　我跟访门诊的习惯，一般是坐在医生身后，主要是为了让自己感受从医生的角度去看待患者和疾病。但是，在邵志敏的诊室，根本是没有"身后"，因为他始终是站着的，几个患者穿插着同时进行，多线"作战"，不仅要"眼观六路，耳听八方"，还要随时要转身、移动，会出现在诊室的任何一个地方，我无法近身。

　　不仅如此，就连远远地旁观，都无容身之处，站在哪儿都觉得自己挺"碍事",因为诊室里的人实在太多。一直找着各种角度拍摄的阿汤,又再次坏笑着说:"这次你的挑战真的很大。"

而对我来说,那天上午更大的挑战,还是我脚上那双"恨天高"。原以为可以轻轻松松"坐"一上午诊,结果却扎扎实实站了一上午,从上午8点半一直站到下午1点半。

一上午看完170个患者,每个患者由1名家属陪同,就是340人,还有几十位不需要挂号进来直接看B超结果的患者,相当于邵志敏一上午要和几百人打交道。这样的状况,完全超乎我想象。

患者量之巨大,而优秀专家之稀缺的矛盾,在目前的中国,的确是个无解的难题。

我曾经采访的几位其他专业的北京专家,由于供不应求,他们的号被号贩子炒至天价。为了同号贩子做斗争,他们曾试过门诊不限号,结果把自己"累得吐血",也仅仅把号贩子手里的单价降低了一点点而已,但多看的那几个号,相对于那海量的患者根本是杯水车薪,永远有看不完的患者。试过几次后,他们只好败下阵来。

但邵志敏,患者来加号,他基本都会给加,就这样一直坚持着"不限号",一直把自己放在海量患者的巨大压力之中。

当阿汤把此次拍摄的邵志敏教授照片整理发来时,脸庞依然帅气,而发顶却已微霜。

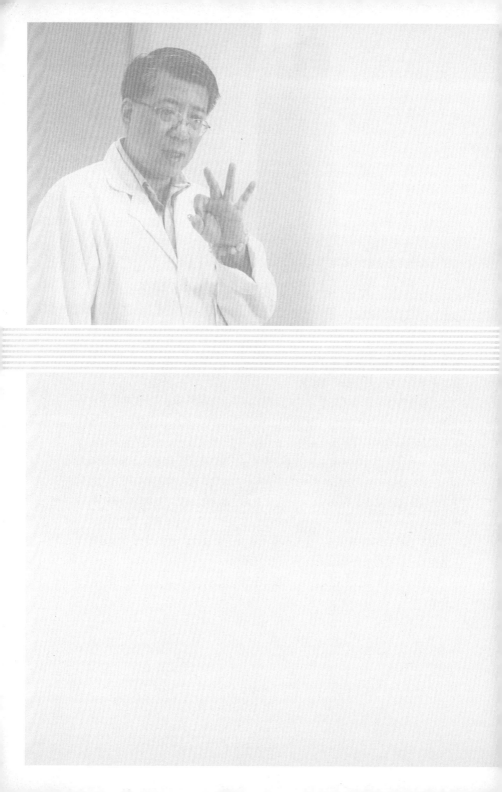

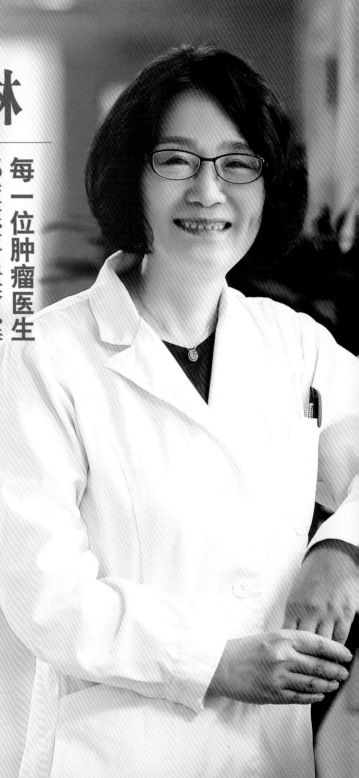

沈琳

★

每一位肿瘤医生
都应该被温柔以待

北京大学肿瘤医院副院长
消化肿瘤内科主任
北京市肿瘤防治研究所副所长

专业特长
消化系统肿瘤的诊断和治疗

这位出生在江苏徐州的女医生，不仅带领着国内消化肿瘤内科的学术发展，还担任北京大学肿瘤医院副院长。

你不会想到，一个全身多部位转移的肿瘤患者，跟着医生闯过一关又一关，4年多了，无癌生存。这位患者是沈琳身边的同事，也是一位医生，她甚至天天看着他正常地工作与生活。对此，沈琳的幸福感强烈到无法形容，不停地说："真的好，真的好，你只要看着他，就快乐！"

这位出生在江苏徐州的女医生，外表依然保有江南女子的风韵，性格却早已褪去了江南女子的柔弱，不仅带领着国内消化肿瘤内科的学术发展，还担任北京大学肿瘤医院副院长，跻身男性为主的医院管理界。

十年来，她发起并主导的肿瘤多学科协作组（MDT）从一家医院走向全国。如今这种多学科医生坐在一起，为一个患者讨论制订最优治疗方案的工作模式，已在国内肿瘤医生群体中遍地开花。

和肿瘤医生聊天，绕不开生死。

她陷在对面的椅子里，回忆起20多年前遇到的两个与自己同龄的患者，不知不觉毫无保护性地一头扎进了共鸣共情中。当他们终因肿瘤无法控制面临死亡时，医生的无力感和挫败感让她很多年都走不出来。医路走来32年，面对大部分"没有未来"的晚期肿瘤患者，日复一日，她学会了在同理心中自我保护，也学会了用更丰富的临床经验和更扎实的医疗技能，尽力地去为患者创造生的希望——这种在绝望中看到希望的幸福感，无论对患者还是医生，都弥足珍贵。

遇见·沈琳
每一位肿瘤医生都应该被温柔以待

癌症，是"众病之王"，治愈，是人类的心愿。

1

二十年前，沈琳才三十多岁，是病房的主管医生，那一年，她的病房里的两个患者先后去世。

一个是一米八几、阳光帅气的小伙子，三十岁出头，动不动就鼓起已经很瘦的胳膊向沈琳炫耀说："看我的肱二头肌，多强壮，男子汉。"另一个是清秀漂亮的年轻妈妈，和沈琳一样，女儿7岁。

"那时候患者没现在这么多，病床相对宽松，他们几年来反反复复住院、出院，一来就住很长时间。而我们医生大部分的时间都泡在病房里，他们没事就来找医生护士聊天。"都是年轻人，又是同龄人，沈琳和他们不知不觉成了朋友。

小伙子做了胃癌手术，大家都知道他的预后并不好，从术后的辅助化疗，到后来的复发转移，都是住在沈琳的病房，两年内进进出出几十次。当他出现腹腔转移，然后是肝门淋巴转移，出现黄疸，药物治疗基本无效，那时候也没有太多的治疗方法，只能在病房等着生命一点点消耗殆尽。

沈琳作为主管医生和小伙子的父母、妻子谈话时，老人压抑地哭泣，沈琳就跟着一起落泪。他对沈琳来说，就像是家人或很亲近的朋友，她开始害怕见他，因为束手无策，不知道该对他说什么，该怎么给他希望。

最后那几天，沈琳更加不敢到他病床旁边去，甚至连从他的病房门口经过都不敢。因为彼此太熟悉了，沈琳只要从他的门口一过，远远听到脚步声，他就会"唰"地从半躺中坐起来，眼睛死死盯着门口。"你永远都不会忘记那种目光。"沈琳说。

他最终无可避免地走向死亡，那天早上8点交班时，值夜班的医生报告了他的死讯。

几乎在同一时期，沈琳还遇到了那个年轻的妈妈。她没有家人照顾，7岁的女儿每天放学后，趴在妈妈的病床边写作业。那歪歪扭扭的字，让沈琳想到了自己的7岁女儿。

有一天，妈妈身体不舒服，女儿端着尿壶歪歪扭扭去厕所倒掉。孩子瘦瘦

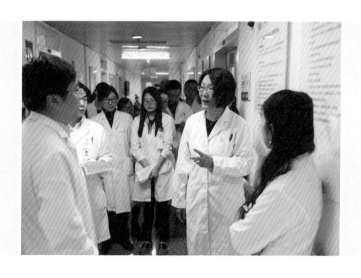

·"她的眼神你永远也忘不了，就像见到'救星'一样，眼里充满了期盼。我就是她的上帝啊，而实际你一点招都没有。"

小小的背影，让沈琳想到了自己的7岁女儿。

那满满的母爱啊，沈琳情不自禁像个家人一样投入去照顾自己的患者，也成了她的倾诉对象。

现在知道孩子妈妈患的是间质瘤，但那时不知道，而且也没有现在的特效药物，只能手术切除。患者生存期很长，但瘤子切了还会长，长大了再切，二十年前，除了这样反反复复开刀切除之外，没有别的办法。

于是，几年来，她的肚子像装了拉链一样被切切缝缝了七八次，每次开刀住院都在沈琳的病房里。最后一次，肿瘤长得很大，甚至在皮下都能看见，而且很容易出血。

这个巨大的瘤子出血了，破溃到胸腔里，完全止不住。她被送到了急诊，沈琳接到消息赶紧冲到楼下，一看就知道这一次无力回天了。当时，胸腔内大量出血把肺都压扁了，她被憋得喘不过气来，但一听沈琳的脚步声和声音，她本来睁不开的眼睛艰难地睁开了，满眼的希望。

以前经历过几次腹腔出血、梗阻等情况，她都在沈琳的帮助下化险为夷，她以为这一次沈琳来了还能让她继续活下去。但沈琳知道，这一次自己已然无能为力，只能眼睁睁看着她走，前后不到2小时。

"她的眼神你永远也忘不了，一个人躺在那里被憋得急促的喘息，见到自己多年信任托付的医生时，就像见到'救星'一样，眼里充满了期盼。我就是她的上帝啊，而实际你一点招都没有。"二十年后想起来，沈琳依然控制不住的悲伤。

医生都会有这样的经历，不知不觉就和患者成为朋友，可是，当朋友无法避免地走向死亡时，谁能承受一次又一次的悲痛？

管理部门和社会上很多人常常要求医生，对待患者像亲人一样。这个

·从那以后我决定不再和患者做朋友了，现在，就连自己的亲朋好友一旦成为我的患者，我和他之间会自然产生一种理性的屏障。

观点，在医生圈子里很少有人能认同。如果真的当亲人，你会非常痛苦，特别是对于肿瘤科医生来说，尤其是肿瘤内科医生，面对的多是中晚期患者，很多人没有未来或预计未来非常差。

年轻的时候不懂自我保护，不知不觉就会和患者、家属产生感情，等患者去世时，那种痛苦，几年都走不出来。那时候就告诫自己，永远不能与患者走得太近，太痛苦了，无法承受，这种痛苦会伴随你一生。

从那以后我决定不再和患者做朋友了，现在，就连自己的亲朋好友一旦成为我的患者，我和他之间会自然产生一种理性的屏障。

医生都会有这样的经历，不知不觉就和患者成为朋友。一位年轻的住院总医师，他的一个患者是清华大学的学生，一个月前还参加马拉松比赛，一个月后就不行了，走了，这个年轻医生在病房里放声大哭。这种感情是情不自禁的，不是理性能控制的。

科里有一位年轻的女医生，患者都走了很久了，他的妻子还会来找医生诉说丈夫的往事。的确，对于家属来说，他们无人可说，跟亲人说，都痛苦，和无关的人说，人家又无法理解。只能来找医生，毕竟他们亲人最后那段时间是和我们在一起，所以会把我们当作倾诉对象。

可是，家属难过，我们也同样会难过。我们虽不是心理医生，但需要承担心理医生的一部分责任。慢慢地，做医生时间长了之后，会变得有距离感，不太能跟患者成为朋友，包括患者的家人。

所以，有些时候，有人会说，沈医生，你什么都很好，就是总觉得离你比较远，有点冷。其实我自己也能感觉到，自己比较冷，甚至对家人也是这样，常常关心不够，觉得家人的任何痛苦都比我的患者轻，任何疾病和肿瘤都是没法比较的。实际也是，任何疾病和肿瘤一比，哪还是个病啊。

职业时间长了，这是一种自我保护，也是对患者的负责。因为对于医生来说，你产生感情的时候，你就有可能失去理性，会影响你的判断力。对亲人，对朋友，你会变得保守，没法给他做决策，没法做合理的治疗。

什么时候能成为朋友呢？

就是患者完全治好了，不是以患者身份的时候，你跟他就能成为朋友，但对我们来说，患者走到这一步时，他也不需要医生了，很多不会再来，也就和你不会再成为朋友。

所以，我的朋友圈基本都还是医生，很少有其他人。我好不容易从这里面走出来，不可能再和患者成为朋友。

但我认为我找到了一个适合自己的职业。我觉得自己适合做医生，也能成为一个有责任心的医生，如果通过我的分析、诊断、治疗，能让患者获得最大的利益，甚至有治愈的机会，这样的职业成就感和幸福感，你给我什么，我也不换。

2

对医生来说，记忆最深刻的是让自己懊悔、痛心、痛哭的患者，而支撑他们往前走的，则是那些让自己喜悦、骄傲的患者。

患者本来已经没有希望，但通过医生的治疗，重新充满了希望，而且状况一天比一天好，最后甚至有机会做手术、做根治性治疗，这样的幸福感是医生源源不断的动力。

　　发小找到我时，已经被诊断为直肠癌，检查后发现已转移到肝脏，12个病灶弥漫每一个肝段。我心里那个难受啊，这个人是你儿时记忆里的一部分。

　　他说：反正我一发现得了肿瘤，我就来找你了。这份特别的信任，会让你不顾一切想要去救他，他也全力配合，让医生充分运用所有的知识、技术与新理念进行综合治疗。

　　这中间遇到很多问题，毕竟是晚期，又要放化疗，又要手术，很复杂，治疗了很长时间。手术后还出现各种并发症，肝瘘、胸腔积液、直肠吻合口瘘，复查时，又发现新的病灶……

　　每一个过程都让你揪心，现在回头去想时好像又不那么复杂了，但在进行中时都是很难判断，很难做出选择的，摸索中经历了各种纠结和风险。你会跟着他的悲而悲，跟着他的喜而喜。

　　终于，通过所有的努力，两年多了，肿瘤消失啦，他活得很好，很快乐，很幸福。这样的患者，什么时候想到，你都很幸福。

3

　　每个人的生命都是在倒数，只是我们的倒数不可预计；而肿瘤患者，尤其是沈琳遇到的中晚期肿瘤患者，他们倒数的步伐更近、更快。

　　对生命，每一个人都是贪心的，而当一个人具备把生命的"可预计"变成"不可预计"的能力时，他会对生命更加渴望。这就是肿瘤科的医生，总是希望自己的患者，活得久一点再久一点，活得好一点再好一点，抓住任何可能治愈的机会，这是医生职业的素养与要求，也是人对生命追求的本能。

·肿瘤医生对生命近乎"贪婪"，以至
于无论自己帮患者延续了多长时间的
生命，当患者真的面临生命终点的时
候，医生都会感到无力、遗憾。

实现这些目标，这除了医生本身的能力，更需要家属、患者共同努力、共
担风险，也需要政策的支持。

我们曾遇到过一个大出血的 50 多岁的胃癌患者，黄疸，肝脏弥漫转
移，胃里满满的血，大量呕血，血色素只剩 5 克。如果不采取措施，这类
患者会迅速死亡，即便止住出血，也只能活几天。

但我们分析后拟定治疗方案，如果能抓住瞬息即逝的机会，给予同时
止血抗肿瘤治疗，他也许能闯过这危险的一关，也许他还能生存一段时间。

这个方案的风险很大，只有 30% 的可能性向好的方向发展，但不做
就没任何希望，这需要医患共同协作和彼此信任。

后来，患者和家属给了我们充分的信任，我们谨慎分次地边化疗
边严密观察，这个患者真的闯过了最初的死亡风险，回归了社会，回
到了家属身边。

虽然我没能彻底治愈他的疾病，但闯过了死亡关口，给了他家人莫大
的安慰，也让他自己能好好地安排生活、家庭和孩子，与家人一起生活了
好几年，否则从发病到死亡就几天的时间，这对家人来说太痛苦了。

4

肿瘤医生对生命近乎"贪婪"，以至于无论自己帮患者延续了多长时间的
生命，当患者真的面临生命终点的时候，医生都会感到无力、遗憾，甚至会把
自己之前获得的所有成功都抹杀掉，总在想，也许这样治或那样治他还能更
好，能活更长的一段时间。

·每一个人对生命的追求都是无止境的，医生更加看重结果，于是会把每一例死亡都当作教训。

这正是这个职业的残酷。

每一个人对生命的追求都是无止境的，医生更加看重结果，于是会把每一例死亡都当作教训，经常去思考、分析、总结，甚至会让你终生难忘，觉得遗憾，而医学恰恰就在这些总结中发展，医生在总结中成长。

10年前，一个20来岁的年轻人，得了和乔布斯一样的病——胰腺神经内分泌瘤。但他家里很穷，病情也比乔布斯晚，发现时已经满肝都是转移灶。

找到我时，消瘦得皮包骨了，治疗一段时间肿瘤控制了，恢复得白白胖胖；过一段时间肿瘤又长了，人又消瘦脱相，又来治疗，控制后又回家。就这样，前前后后活了6年，乔布斯换了肝，生存期就是6年多，但他没有那么多资源，也没有那样的经济条件。

他的父母、姐姐，一家人都盼望他能健康地活着，我们也全力以赴为他想了很多办法，包括募集特效药。这几年里，看到他身体恢复，全科医生都发自内心的高兴。

医学的局限使我们最终没能够留住他，他姐姐给我发短信表示感谢，但我特别难受，几年的付出以及获得的所有成功和成就感都没有了，真的没了……

5

治愈肿瘤患者的成就感，外科医生会强得多，因为他们治疗的是病程相对早期的患者，治愈的概率更大，存活时间更长。而肿瘤内科医生面对的大多为晚期患者，绝大部分都可能预后不理想。

正因为相对少，所以更弥足珍贵，每一次治疗成功的幸福感也会更加强烈。

有些患者一年来医院复查一次，其实从医疗评估上他不用去看沈琳，可他们总是要跑去沈琳诊室报个到。患者看到自己的主治医生高兴，医生看到自己的患者健康地活着，更幸福，而且会幸福很久。

有一次，无意中遇到一位心血管病专业的老教授，听说我是肿瘤专业的，特别兴奋地说："哎呀，你们肿瘤现在是不是有特效药啊？"

我说："没有啊。"他说："怎么没有啊，吃几片药就好了，跟我们高血压控制是一样的。"

我说："是吗？"他说："我身边那×××就是。"

我说："哦，他是我的患者。"他又说："原来肿瘤也是能治好的，转移

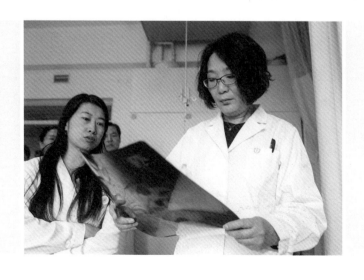

了也能治好。"

我说："能啊，虽然还不是太多，但有些是可以治愈的。"

老教授口中说的这个患者是遗传性胃癌，他妈妈和妹妹都在我们医院去世。他刚开始在别的地方治疗，后来听说还是北京大学肿瘤医院治胃癌好，就又回来了，当时已经出现手术后转移，他非常悲观。在我们这里综合治疗一段时间后，病情得到有效控制，肿瘤几乎查不到啦，后续口服药物维持治疗，两年多后停止了用药，现在近十年了，一直活跃在他的工作岗位。他岳母也是医生，和那位老教授是同一个科室的同事。

这个故事，沈琳记得特别清楚，学起这段对话，惟妙惟肖。

她说，对肿瘤的认识，不仅普通人，就算是非肿瘤专业的医生，也有很多

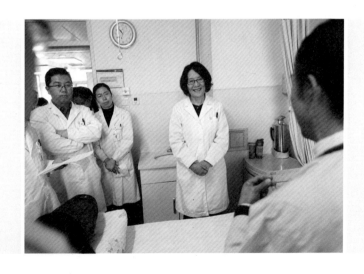

的不了解和误解。

肿瘤，从门外看都是没救的，其实当你走进来，你会发现可做的事很多。通过医生的努力，有些早中期的患者可以治好，有些晚期已经转移的患者，通过合理的综合治疗，也有部分最终能治好，恢复自己常态的生活，回归家庭，走向社会；而对那些没有治愈可能的患者，医生也要帮助他，让他们活得长，活得好，少有痛苦。

6

门诊时，经常听到沈琳找家属"要人"。

原来，家人们把患者"藏"在家里、宾馆里，甚至就坐在诊室外，总之就是不让本人进诊室直接面对医生，生怕医生把他们善意的谎言"拆穿"了。

到底要不要告诉患者坏消息，究竟怎样去传递这个坏消息是家属、医师、护士都要面临的一个非技术性的难题。

家属总是认为，患者如果知道患肿瘤的实情，会承受不了打击。其实，优秀的肿瘤医生向患者本人告之病情时能拿捏分寸。

沈琳说："我们天天和患者打交道，谈一个吓跑一个，谈一个吓瘫一个，还看什么病啊。"

肿瘤医生总是希望对患者说部分真话。

我看病，给家属说的东西是实实在在的，预后实情，需要有个思想准备，不单是心理准备，还包括工作、事业、家庭等各种安排，这样不会慌乱，可以从容一些。但对患者，我们既要让他了解，这个病

·肿瘤的治疗不是一锤子买卖，患者与医生的配合非常重要，需要边治疗、边评估、边调整。

是比较严重的，同时要告诉他是有希望的，这是我的原则，这也是医生的原则。

多数人获知自己身患肿瘤后，只有 1% 的人会拒绝治疗，绝大部分的人在经过几天的思想挣扎之后，会逐渐变得冷静，能够接受现实并正确面对，然后迫切希望了解自己的病情，积极主动地配合医生治疗，这是一种求生本能。

而且，肿瘤的治疗不是一锤子买卖，患者与医生的配合非常重要，需要多学科、多方法、多疗程，有一定的毒副作用，需要边治疗、边评估、边调整。

治疗是没有回头路的，现在抗肿瘤治疗对患者还是会带来一系列的不良反应，需要家属和患者本人的充分信任和配合，要有坚强的意志和信心，承担一定的风险，克服一定的痛苦，才有可能达到最好的疗效。如果不把实情告诉患者本人，他很难配合治疗，要顺利完成治疗和康复是不太现实的。

肿瘤医生有时也要说假话。

一位 87 岁的患者在当地做完手术，家人用手机拍了照片带着病历资料来找沈琳，希望知道术后是否还应该做化疗。

沈琳肯定地说："不用，不管谁给你药都不要吃。"到了这个年龄，他的这种疾病状态再做化疗，她肯定起不来床，甚至对肝脏、心脏、肺脏等脏器功能的损害都会相继出现，手术完成就是治疗成功啦，以后也不需要经常去检查，因为即使查出肿瘤复发，也没有什么更好的治疗方法。"你回到家就告诉她，病都治好了，医生让你好好遛弯、多活动。"

沈琳还常常一边和患者打招呼，一边不经意地在患者的胳膊上捏一捏，像是老朋友一样。

这个动作让医患之间瞬间拉近了距离，而沈琳也得到自己要的：通过这个动作，对患者的脂肪储备、营养状况、肌肉力量等全身的状况有一个初步了解。患者是否消瘦，是消化科医生首先关注的，然后她要从比词典还厚的中晚期肿瘤患者治疗资料中，用最快的速度理出头绪，给出最适合的解决方案。

她会用自己的方式给患者信心。

一位担心自己得了肿瘤而压抑沉默的老人，听不懂女儿和医生交流的各种检查术语，在离开之前，小心翼翼地问："我这病还有希望吗？"沈琳说："太有希望了，你这病应该没什么问题，你的病在我这里就是小事一桩，我这儿的每个患者的病情都比你重。"

无论是真话、假话、亲昵、信心，32年来，作为肿瘤医生，沈琳一心只希望让自己的患者的生命更长、活得更好。

对话·沈琳

▽戴戴·肿瘤治疗是一个很长的周期治疗，这个过程是专职治疗，还是一边工作一边治疗？

▲沈琳·基本都是一边工作一边治疗，患者在医院的时间并不多。比如我身边那个医生患者，他真正离开工作就是手术那几天，或者那一两个月，其他时间都是以工作为主。本身肿瘤的治疗就是要求一边治疗，一边工作，回归家庭和社会，因为周期比较长。

▽戴戴·治疗的最终目的就是要让患者回归社会。

▲**沈琳**·对，肿瘤患者必须是一个社会人，家庭中的人，这个人的生命才有意义。如果成天在家里躺着痛苦万分，对于一个生命来说，我不觉得有意义。

▽**戴戴**·要回归社会，不要做一个专职的患者。

▲**沈琳**·是的，要回归社会，因为还没到临终关怀的地步，就算是临终关怀，在国外也是应该回归家庭。这方面，我们和国外有很多理念的不同，不管怎么样，我们也不希望患者最后的阶段是在医院度过的，这也是我们的工作目标之一。

我的患者多是比较晚期的肿瘤患者，生命多在倒数，当然我们每一个人的生命都是在倒数的，只是他们近一点，他们可预计，我们不可预计。对他们的治疗安排，我们必须考虑他们的需求、工作和生活，以及他自己在这一段时间对家庭的安排等。

▽**戴戴**·患者最后的日子，应该要么是在社会里，要么是在家庭中，但我们的患者，大部分还是躺在医院里，这是什么原因？

▲**沈琳**·一个重要原因就是家庭、社区服务跟不上，如果家庭医生能上门，很多患者都是不需要住在医院的，但现在社区医疗跟不上，患者在家里没法生存。比如，我们很多消化道患者肠道毁损性破坏，已经不能进食，只能靠肠外给营养，这本来是可以回到家庭，但由于家里没人能为他做输液之类的护理，他就只能在医院待着，没有条件回归家庭和社会。

再一个原因是疾病观不同，这也很重要。很多患者的家人害怕，没有基本的医学知识，或者觉得走的时候一定要有医生在身边。其实国外很多人走的时候，是希望和家人在一起，手握在一起，和爱人孩子拥抱着，或者牧师在身边等等。

记者手记

有人说，沈琳有点冷，她自己也这么觉得。

几年前，第一次采访完她之后，就经历了与工作伙伴分手的阵痛，一直无心写稿。向沈琳道歉时，她说："不用着急，很多事情变化太大需要调整，你先整理好自己。"

有一次，和她约好时间见面，结果车开到半路水箱开锅了，我一边对这个大机器束手无策，一边着急地看着约定的时间步步紧逼。只好再道歉，她说："不用着急，我等你。"结果迟到了1个多小时，她还给我备了份午餐。

有一次，她团队几位医生将相继去援疆援藏，远离亲人，在那个艰苦的环境里工作，一走就是一年。她对我说："有机会写写他们的故事，我什么也给不了他们，只能给一点正能量。"

有一次，在车上，随意聊着天，她聊起自己曾经招过一个研究生。这个孩子完全达不到招收条件，但她还是决定收下来。只因为无意中知道这个孩子的家里，只有挖煤工父亲一个人支撑。沈琳预感到如果不收下这个孩子，她只能去乡、镇或小县城的医疗机构，她的家庭将陷入绝境。

过年回来，这个学生从老家给沈琳带了点特产放在桌上，沈琳一看是花钱买的，生气地说，你哪来的钱买这些东西，以后不许再买，老师什么也不缺。

这个学生的性格不好，与其他的同学格格不入，而且底子太差，学习跟不上。于是，沈琳在自己办公室加了张桌子，把她带在身边天天盯着她、抽着她往前走。

果然，几年后，这个学生的父亲查出肺癌，很快就去世了，家庭的重担落在她身上。而此时她已经研究生毕业，并在一家不错的三甲医院当医生，她的命运被改变，也有能力扛起整个家。

沈琳很忙，每次约见面，都是中午，两人在办公室边吃边聊，而每次的午餐都是：一份蛋炒饭，一份青菜，一份带汤的小馄饨。

第一次采访时，她掏出手机，打开医院的 MDT 群，就兴奋得像个孩子，直说"特好玩，特有意思"。

她常戴着一块黑乎乎的男表。她说，本来想买块女表，结果哪个女表都没看上。同行的外科医生指着一块表说，这是懒人表，不用调也不用换电池。她说，那我买一个吧。外科医生说，这是男表。沈琳说，男表就男表，不就大一点嘛，我为啥不能带，咱俩比一比，你的胳膊比我的还要细。

1993 年，沈琳读研究生的第一年暑假，想着以后当医生就再也没有这么长的假期了，这一次一定要玩个够，于是揣着攒下的 3 000 元钱一个人去流浪了。26 天，从北京玩到成都，一路上逃过票，坐过拖拉机，走过十几公里。最后弹尽粮绝，终于联系上"救援"的朋友。见面第一句话就说：你一定要请我吃一顿好吃的。那一顿叫"鸳鸯火锅"，那美味至今存留在她的味蕾上。

有人说，沈琳有点冷，她自己也这么觉得。

你觉得呢？

石远凯

★

要让医生
有力量和勇气 去探索

国家癌症中心副主任
中国医学科学院肿瘤医院副院长
国家抗肿瘤药物临床研究（GCP）中心副主任
中国医师协会肿瘤医师分会会长

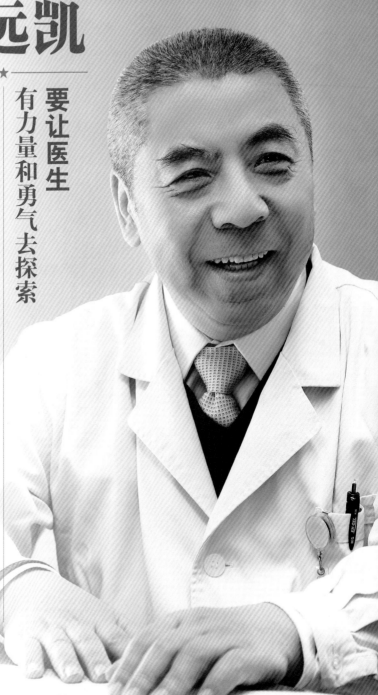

专业特长
淋巴瘤、肺癌、消化道癌、乳腺癌等肿瘤的内科治疗
特别擅长肿瘤靶向治疗和自体造血干细胞移植

他是中国医学科学院肿瘤医院副院长，国家癌症中心副主任。

他是我国进行抗肿瘤新药临床研究最多的主要研究者之一。

在刚刚公布的 2017 版国家最新版的医保目录里，肿瘤领域几个重要的药物都与他有关。

他是石远凯教授，中国医学科学院肿瘤医院副院长，国家癌症中心副主任。

2011 年以来上市的 4 个国产抗肿瘤新药，其中 3 个的临床试验都是由他领导或主要参与完成的。石远凯说："接下来还将有一大批国产肿瘤新药上市。"

从 24 岁到 56 岁，对于一名医生来说，无论是临床经验还是科研成果，都是一个丰收的年龄，让他为之付出青春的国字头抗肿瘤药物，也进入了丰收期。

遇见·石远凯
要让医生有力量和勇气去探索

癸症，是"众病之王"，治愈，是人类的心愿。

1

二十多年前，石远凯用自体外周血干细胞移植治疗的第一例恶性淋巴瘤患者——当年 14 岁的男孩，如今健健康康地带着自己的孩子来看望石远凯时，他内心是无比骄傲的。

高剂量化疗和自体造血干细胞移植治疗实体恶性肿瘤，是 20 世纪 80 年代和 90 年代全球肿瘤内科最显著的临床进展。20 世纪 80 年代末，这项技术在国内刚刚开始探索，1988 年，石远凯考上中国医学科学院肿瘤内科孙燕教授的博士研究生，这里正是国内这项研究的前沿阵地。

1989 年，中国医学科学院肿瘤医院内科完成第 1 例自体骨髓移植治疗恶性淋巴瘤患者。随着技术的不断改进，近 30 年来已发展成为一种成熟的治疗方法，尤其是应用于治疗恶性淋巴瘤。

要讲明白"高剂量的化疗联合自体造血干细胞移植"着实不是一件容易的事，但如果不讲清楚，对于普通人来说，这个章节，也许只能看到一堆认识的字。

简单说来，自体造血干细胞移植技术的原理就是，采集患者自身的造血干细胞进行体外冷冻保存，在给予患者超出常规剂量（高剂量）的放射治疗和化学治疗后，把冷冻保存的造血干细胞输回到患者体内，以恢复在高剂量化放疗中被摧毁的骨髓造血功能，从而达到杀死对常规化放疗耐药的肿瘤细胞的目的。

但医学的探索却不简单。

这种治疗方法有两个关键问题，一个是患者身体能够承受何种程度高剂量化疗的打击，另一个是如何能够获得足够数量且有效的自体造血干细胞。

要解决这两个问题，有一个关键药物——重组人粒细胞集落刺激因子。石远凯正是我国最早进行重组人粒细胞集落刺激因子研究的人员之一。

这得益于他的导师孙燕院士的远见。孙燕院士是我国肿瘤内科的开创者，1989 年，孙燕教授把正在攻读博士学位的石远凯送到日本大阪大学进行联合

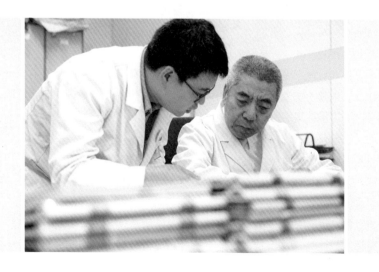

·"集落刺激因子最经典的贡献，就是让化疗患者白细胞减少的问题得到很好的预防和治疗。"

培养，跟随国际著名的临床肿瘤学专家田口铁男教授，进行重组人粒细胞集落刺激因子防治肿瘤化疗导致的粒细胞减少症的临床前研究。

白细胞减少是肿瘤化疗最常见的副作用，严重影响着化疗的疗效和安全性，而粒细胞集落刺激因子可让化疗患者白细胞减少的问题得到很好的预防和治疗。

1992年，石远凯从日本归国后，参加了重组人集落刺激因子在中国的临床试验，相关的3个药物在中国上市。2003年起，他作为主要研究者，又主持完成了我国第一个聚乙二醇化重组人粒细胞集落刺激因子的Ⅰ～Ⅳ期临床试验，使这些药物在我国顺利上市，并得到了广泛的应用，这让我国肿瘤患者化疗的安全性得到大大提升。石远凯作为第一完成人的科研成果"集落刺激因子在恶性实体瘤治疗中的应用"获得2000年北京市科技进步奖二等奖。

粒细胞集落刺激因子，不仅解决了化疗导致的白细胞减少危及生命的问题，还使一直在探索"自体骨髓造血干细胞移植"的治疗方法，发展成为"自体外周血干细胞移植"。

石远凯说："集落刺激因子最经典的贡献，就是让化疗患者白细胞减少的问题得到很好的预防和治疗，但我个人认为，同样重要的一个作用是，动员骨髓里的造血干细胞进入到外周血里，就是所谓的自体外周血干细胞动员。"

我们都知道，生理状态下造血干细胞主要位于骨髓腔，所以要采集造血干细胞，就需要做骨髓穿刺，这项操作很复杂，需要全身麻醉，而且风险大、移植后骨髓造血功能恢复慢，治疗的相关并发症多。

而给患者注射粒细胞集落刺激因子后，可以使骨髓中的造血干细胞在短时

·这个领域的研究当时在国外
也只是刚刚开始，国内更无现
成经验可以借鉴，石远凯等人
几乎是在黑暗中摸索。

间内快速、大量地进入到外周血中，医生在外周血里造血干细胞达到高峰时，通过外周静脉处采集外周血，然后用血细胞分离机，将外周血中的造血干细胞分离出来，最后回输到患者体内，使这些造血干细胞在体内恢复造血功能，就是人们常说的自体外周血干细胞移植。

由此，这种治疗方法发生了革命性变化，不需要做骨髓穿刺取骨髓造血干细胞，造血功能恢复也明显加快，治疗的过程也变得简单了，治疗相关并发症明显减少，安全性得到很大的提升。

从日本回国后，石远凯接手了团队中正在进行的自体骨髓移植，并开始摸索自体外周血干细胞移植治疗实体瘤的研究工作。

最早时这个探索的过程非常艰辛。

石远凯回忆说："当年条件十分简陋，中国医学科学院肿瘤医院甚至连一台采集外周血干细胞必需的血细胞分离机都没有，医生要带着患者到五棵松附近的解放军307医院去采集。"

石远凯至今还记得1993年他做的第一例自体外周血造血干细胞移植的患者，是一名14岁患恶性淋巴瘤的男孩。为了不错过干细胞采集时机，数九隆冬里，他们带着患者打"面的"，天还没亮就从北京东二环远赴西四环，完成采集之后回来时常常已经是下午。如此来回奔波三四天，才能采够治疗所需要的造血干细胞。

然而，这还仅仅只是一个起点，采集之后，如何对干细胞进行体外冷冻保存又是一个难题，克服这整个流程上的一个个难点之后，还只有等到最后把采集到的造血干细胞输回患者体内后能够重新造血，才能证实这些造血干细胞是有效的。

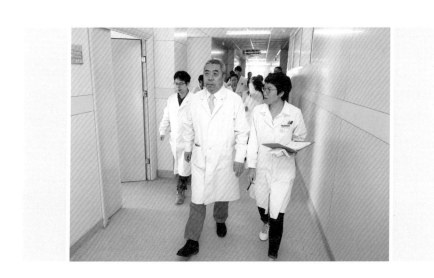

　　这个领域的研究当时在国外也只是刚刚开始，国内更无现成经验可以借鉴，石远凯等人几乎是在黑暗中摸索。

　　石远凯记得，这个患儿在层流病房呆了 20 多天，他和同事两个人轮流全天 24 小时守着，直到患儿度过危险期，走出了层流病房。之后的十多年，这个孩子真的走出了癌症，回到了正常的人生轨道，结婚生子。这名患者在手术后十周年的那天给石远凯教授发了一条短信，"他说我为他所做的一切，使他这十年能够健康快乐地生活，家庭幸福美满，正常进行工作，万分感谢。这让我体会到医生这个职业巨大的成就感。"石远凯说，这条短信他一直舍不得删。

　　第一例的成功让年仅 33 岁的石远凯信心倍增，同时更加努力去完善这项技术，并将这一技术从治疗恶性淋巴瘤扩展到乳腺癌、生殖细胞肿瘤、肺

·对于一名肿瘤医生来说，通过自己的努力，让患者能够活得久、活得好，这是他们最大的成就感。

癌等领域。经过数年的积累，他们探索出了一整套适合我国实体瘤造血干细胞移植特点的临床操作规程。

2013年，石远凯的团队总结了20多年的病例，得出的结论是，对于一些传统的常规治疗无法治愈的恶性淋巴瘤等实体瘤患者，自体造血干细胞移植给他们带来了长期生存的希望和机会。

石远凯教授作为第一完成人的科研成果"自体造血干细胞移植治疗实体瘤的临床与实验研究"获得2014年教育部和中国抗癌协会科学技术奖一等奖。

石远凯说："20多年过去了，尽管肿瘤治疗已经进入了靶向治疗和免疫治疗时代，但自体造血干细胞移植并未过时，依然还是恶性淋巴瘤等对化疗敏感的恶性实体肿瘤的一个重要治疗手段。但需要临床医生非常严格地把握适应证，才能保证患者的最大获益。"

2

对于一名肿瘤医生来说，通过自己的努力，让患者能够活得久、活得好，这是他们最大的成就感。

对于同时承担着新药临床研究的肿瘤医生来说，通过全面的临床研究能够证明一种新的药物能够给患者带来益处，然后通过努力把药物推向市场让更多患者受益，而后这种药物还被纳入国家医疗保险报销范围，使大多数普通患者都能用得起。

这种成就感就更加让人兴奋。

　　进入 21 世纪以来，肿瘤治疗研究进入靶向治疗和免疫治疗时代。石远凯亲历了抗肿瘤药物研发的快速发展，虽然他也参加不少跨国制药企业的临床试验，但更多精力还是投入于国产新药的临床试验。

　　国产新药的研发一直是我国的软肋，石远凯见证了这个"软肋"日趋"强壮"的过程。近几年，国产抗肿瘤创新药几个里程碑式药物的临床研究，石远凯都是主要研究者或参与者，并推动了这些药物的上市。他说：

　　　　有时候觉得特别值得回味的就是做的时候。创新药和仿制药不一样，仿制药肯定能做成，不会有太多风险，但创新药到底能不能成功，到上市前都是未知数。美国的创新药从Ⅰ期临床试验能做到最终上市的，只有5%左右，也就是说 100 个中有 95 个会死掉。所以，创新药的研发过程，是需要耗费巨资的，甚至一个药就是他们的身家性命。

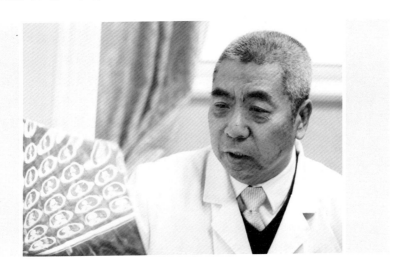

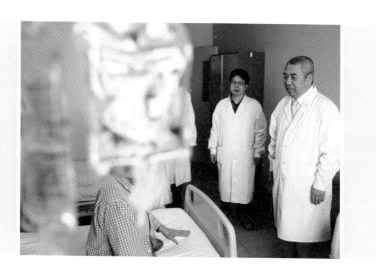

　　"昨天中午一边查房一边把午饭吃了，基本天天如此，现在除了吃饭和睡觉以外的时间几乎都在工作。这几年我国的抗肿瘤原创新药研究越来越多，我们中心由于历史的传统，承担了大量抗肿瘤新药临床试验任务。"他说。

　　1993 年至今，石远凯作为负责人和主要完成者，共进行了 170 多项抗肿瘤新药的临床试验，其中国内企业项目 90 多项、一类新药 60 项。根据国家食品药品监督管理总局的统计，石远凯是我国进行抗肿瘤新药研究最多的主要研究者。这些临床研究结果出来后，将显著提高我国肿瘤药物治疗的水平，促进我国民族制药企业的健康发展，造福广大患者，惠及社会。他说：

　　　　中国这么多的患者，总依赖进口药肯定不行，一定要发展自己在药物研发上的创新能力，这也是国家医药产业未来重要的发展方向。如果只生产仿制药，而没有创新药，中国的医药一定发展不起来。

·医学在探索中走出第一步需要极大的胆量和勇气，医生临床思维的创新至关重要。

石远凯还和他的团队一起创建了抗肿瘤新药临床药代动力学实验室和抗肿瘤分子靶向药物临床研究北京市重点实验室。

他坐在座位上，指着对面收起的投影屏，说："我周末最多的时间，就是坐在这个位置上，看着屏幕和学生们一起改稿。"2017年的美国临床肿瘤学会年会（ASCO），他们投了8篇论文。

"在刚刚公布的医保报销目录中，几个重要的中国原创抗肿瘤新药的临床研究都是从我们的平台做出来的。"他说："孙燕老师以前总对我们说，干一行爱一行，当你帮助患者解除病痛，通过你的努力、行业的努力，看到治疗的效果越来越明显，进步越来越大，你会觉得干这一行特别有意思，特别值得去干。我们做完临床研究之后，一个新药上市，很多患者从中获得益处，推动民族制药企业整体进步，再忙也是乐在其中。"

3

医学在探索中走出第一步需要极大的胆量和勇气，医生临床思维的创新至关重要。

石远凯喜欢用自体造血干细胞移植的病例来讲临床思维问题。

第一例的那个孩子，当石远凯如实地告诉这个孩子的父母："办法是挺好，但这确实是我们治疗的第一例，可能失败，也可能存在风险。"家长特别信任医生，说："孩子就交给你们了，治好了就当捡回个孩子，治不好也认了。"

"这给了我们极大的力量和勇气去做探索。"石远凯说，医学要往前走，有时候是要冒一些风险的，只有治上了，才能知道到底怎么回事。

有一位二十多年前的自体造血干细胞移植的病例，是一个非常年轻的肺腺癌患者，做完手术后，双肺转移了。

一般来说，肺腺癌的患者理论上对化疗不是很敏感的，但这个患者化疗的效果却非常好，肿块奇迹般地完全消失了。

当时石远凯判断如果再给他做干细胞移植，加大化疗药物剂量，患者获益的可能会更大。

患者很愿意和医生一起去实施这个积极的想法，二十多年过去了，直到现在，他还健康地存活着。

石元凯回忆说："常规化疗后达到了缓解的效果之后，如果医生没有创新思维，是不可能给他做干细胞移植的，可能会墨守成规，不敢再往前多走一步，这样对医生来说是最安全的，因为如果效果好，当然皆大欢喜，但如果效果不好，患者可能未必能理解。但可以预见，这种缓解只是暂时的，过一段时间又会复发。"

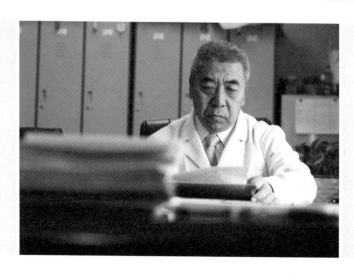

·医学的进步需要医生具有创新思维，而这就需要医生和患者携手，敢于冒风险和共同承担压力。

医学的进步需要医生具有创新思维，而这就需要医生和患者携手，敢于冒风险和共同承担压力。而医生取信于患者的关键，在于对患者极强的责任心。石远凯说："肿瘤的治疗难度大，有些是世界级难题，但即便如此，我觉得医生也一定要让患者感受到你已经尽了最大的努力。正是由于肿瘤有这么多没有解决的问题，才给我们留下很大的空间去探索。虽然不可能解决所有的问题，但解决星星点点也是你的贡献，那也很好。"

肿瘤治疗是连续地接力过程，也需要患者和医生共同携手完成。

石远凯说："患者的生存，实际如果放到一个再宽一点的时间跨度来看的话，你就会感觉治疗进步还是挺大的。比如说 20 世纪 70 年代，肺腺癌患者如果做不了手术，放疗也做不了，基本上就没有太多的生存时间了。"但如今，各种治疗肺癌的药物就像接力赛一样不断涌现，化疗也许能让患者延缓 8~10 个月的生存期；如果有 EGFR 基因突变，使用靶向药物又能让疾病再控制 1 年左右；出现耐药后，再加上三代的 EGFR 抑制剂，之后还有 PD-1\PD-L1 肿瘤免疫疗法。在药物的连续接力下，患者的生存期越来越长。现在，生存四五年，甚至更长时间的晚期肺腺癌患者已不鲜见。所以患者一定要在医生的帮助下，树立战胜癌症的信心，规范治疗，以获取更长的生存时间和更好的生存质量。

石远凯大学毕业 33 年来一直把临床医疗工作放在第一位，诊治了 10 万多例次各类肿瘤患者，解决了大量临床疑难问题，挽救了无数癌症患者的生命，也感受到中国肿瘤患者数量的明显增多。"近些年，国家对肿瘤的投入日渐增加，肿瘤患者却不见减少。如何让预防优先的控癌策略落到实处，做实中国癌症的三级预防，是我思考最多的问题。"

恶性肿瘤已经成为威胁我国人民健康的最主要疾病。而且我国的癌症患者

·医学探索过程不像回顾时那样简单轻松，在人类治愈癌症这个终极目标面前，医者和患者要面对的仍然是漫长的跋涉和艰苦的等待。

中，中晚期患者占了绝大多数。"如何降低我国癌症的发病率和死亡率，是我们必须面对的问题。"石元凯说，"癌症是一种生活方式疾病，世界卫生组织的研究显示，三分之一的癌症是可以预防的，建立科学、健康的生活方式对于癌症的预防是至关重要的。有效的早期发现是提高癌症治疗效果的关键环节，应该定期进行有效的健康体检，及时发现早期病变，进而给予有效的治疗。即使是中晚期的患者也不能有病乱投医，应该接受规范的治疗，最大限度地取得最好的治疗效果。"

医学探索过程不像回顾时那样简单轻松，在人类治愈癌症这个终极目标面前，医者和患者要面对的仍然是漫长的跋涉和艰苦的等待。

"癌症患者很不容易，正是患者期待的眼神儿，激励着我在攻克癌症的道路上不断前进。"石远凯说。

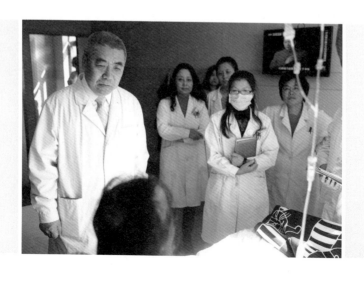

4

人生的机遇，取决于一个人的把握能力。

聊起自己的老师时，石远凯突然意识到："我遇到孙燕院士时，他也正好是我现在这个年龄，56岁，正是眼界、经验、精力最旺盛的时候。"

1984年中国医科大学本科毕业的石远凯，留在了沈阳的中国医科大学第一附属医院，他本来是想当一名肿瘤外科医生，毕业后第二年还考上本校硕士研究生。

由于他本科是日文医学专业，研究生开学前1个月，他被选中前往北京担任中日肿瘤学术交流会议的翻译，他的工作对象正是孙燕教授和田口铁男教授带领的中日双方肿瘤专家们。这是一次改变石远凯命运的会议，连他自己都没想到，3年后，他竟成了中日两位教授联合培养的博士研究生。

在这次学术会议上，孙燕教授说："外科治疗肿瘤毕竟是一个局部治疗手段，而肿瘤是一个全身性疾病在局部的表现，药物治疗可能会对肿瘤治疗发挥更为重要的作用。"

石远凯听进去了，3年硕士毕业后，1988年，他考上了孙燕院士的博士研究生，从此改道，专攻肿瘤的内科治疗。

"石远凯赶上了改革开放的很多好机遇，但机会以外还需要勤奋。"孙燕院士曾如是说。

石远凯的勤奋是出了名的，他说："笨鸟先飞，勤奋是成功最基本的要素。"

石远凯的勤奋从他学语言可见一斑。学好一门外语，不是一件容易的事，而石远凯是学了日语和英语两门外语，而且还是完全不同的两种语系。

他本科考入中国医科大学日语班，第一年是语言学习，之后要在五年中用日语把日本五年的医学课全部学完。他考上孙燕教授的博士研究生后，才开始学英语。

"从日语到英语完全是两种语系，日语和汉语还是东方语言，西方语言和东方语言太不一样了。早年用英语交流时，经常不自觉就蹦日语单词，比如说'苹果'，英语的'苹果'没出来，日语的蹦出来了，结果谁也听不懂，闹了很多笑话。现在不会了，因为英语的这道反射弧建立起来了。"石远凯笑着说。

石远凯至今还记得当年学英语新概念第二册时，封面上写着的"practice and progress（不断地练习才能进步）"，可想而知当年有下多大的功夫。

"医生就是一个非常辛苦的职业，不勤奋、不时刻保持着学习能力，就很难成为一名好医生。"石远凯说。

记者手记

采访石远凯，印象最深的是他的语速。

他是东北人，语速很快，尤其在讲"集落刺激因子""聚乙二醇化重组人粒细胞集落刺激因子"时，都是一气呵成、快速通过，由于他语速太快，中间难免还吞着音。我在事后查找资料，才把准确的医学名词搞清楚，但要照着念，一口气读完还是很费劲的。

在写作这篇文章时，我还特意把《中国恶性实体瘤自体造血干细胞移植 25 年回顾》找来看，这是石远凯教授和孙燕院士共同署名发表在《中华医学杂志》2015 年 3 月 17 日的一篇论文。再结合石远凯教授在专访中对"集落刺激因子"与自体造血干细胞移植的讲解，这才把他这两项研究之间的关系大致搞清楚。

石远凯的办公室，就是科研人员办公室里他要了一个格子间，外面有一个会议室。这里也是一个"多功能室"，专访的过程中，不停地有患者推门进来，这些患者都是因科研需要而被通知前来采集血样的。这里还是石远凯的审稿室，只要是不出差的周末，他都会和学生们一起坐在会议桌边对着大屏幕逐字逐句地改稿。他说："我作为组长制定的专家共识、指南都是在这里改出来的。"

石远凯担任中国医学科学院肿瘤医院副院长，从 2001 年开始，至今已有 17 年。他说："当了这么久的副院长，时间上我已经能够协调平衡好，适应了。"他每周两个半天出门诊、两个半天查房，下午的时间基本都是医院开会，剩下的时间都是用在科研、带学生、写文章、写书，还有国家相关专业学会的工作，几乎没有什么个人的时间。

他的确是很忙。我第一次跟访完门诊之后，直到 2 个月之后，他终于腾了半天给我"遇见·肿瘤名医"的专访。其间也被三次打断，每一次中断都是较长时间的等待。

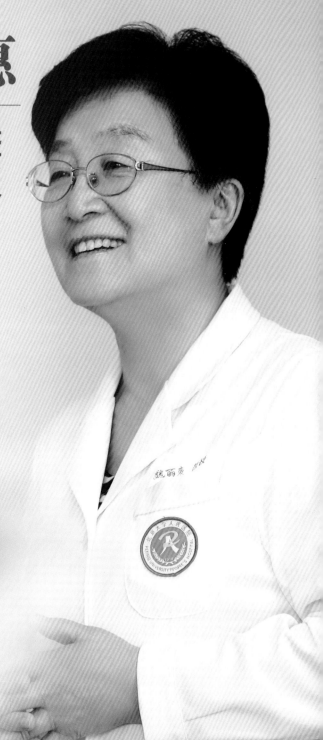

魏丽惠

★

是女人，
更是女人的医生

原北京大学医学部副主任
原北京医科大学副校长
原北京大学人民医院妇产科主任
全国著名妇产科专家

专业特长
妇产科疾病和妇科肿瘤
特别擅长卵巢癌、子宫内
膜癌、宫颈癌的诊断治疗

她是这样一位女子，能担得起医学院副校长，能走进人民大会堂畅谈国事，能领航妇科的大船驶向远方。

在写作此文时，72 岁的魏丽惠教授又下乡了，这一次，是进行国产 HPV 疫苗临床试验的大面积随访。而半个月前，她在甘孜康定，每天吃着抗高原反应的药坚持义诊。46 年来，她无数次下乡，去最贫困的地方——那里的女人，总是她最深的牵挂。

2003 年"非典"，北京大学人民医院成为全国唯一被隔离的医院，时任北京大学医学部副主任的魏丽惠教授担任了人民医院抗 SARS 的组长，与 1 000 多人一起在医院里度过了 49 天的隔离期。

她是这样一位女子，能担得起医学院副校长，也沉得下旷野田间；能走进人民大会堂畅谈国事，也能走上手术台手握柳叶刀；能领航妇科的大船驶向远方，也能俯身每一张病床亲自去安慰。

而她，也能躺在手术台上，成为肿瘤患者，从此更加懂得白大衣穿在身上的责任。

魏丽惠教授是中国台湾人，出生于日本，成长在北京并终扎根于此。她亲历了那个年代所有的苦难，这份苦难化作对女性疾苦的同理心和同情心。

她说，这辈子，我什么都经历过了，连肿瘤我都得过了，还有什么事放不下呢？

遇见·魏丽惠
是女人，更是女人的医生

癔症，是"众病之王"，治愈，是人类的心愿。

1

真正的平和，是风雨过后不灭的热情。

魏丽惠教授的父母，是一对传奇的台湾伉俪，在日本求学行医，日本二战投降后，1945 年他们带着儿女和解救的 700 名华工回到祖国，被称为"中国的辛德勒"。然而，在随后一个接一个的政治运动中，可以想到这个在大陆的台湾家庭，遭遇了怎样的磨难。

1970 年，已从医学院毕业并劳动两年的魏丽惠被分配去了甘肃。在那里，她翻山越岭抢救难产、子痫、产后出血的妇女；她见过女人们在黄土堆上生孩子；她见过胎盘滞留的产妇，脐带上拴一只鞋送来卫生所；她亲眼目睹因胎盘残留感染并大出血的产妇死亡。

当初因"不愿在家待业浪费青春"而宁愿下乡的魏丽惠，果然没有浪费这 5 年，她不仅收获了丰富的临床实践机会，更大的收获是为她打开了那扇洞察社会的窗户，底层女性的疾苦和命运是那个时代的缩影。尽管动荡的岁月里，她的命运也在风中摇摆，不知道自己是否还能回到北京。

终于，她回来了。

1975 年，魏丽惠一回到北京大学人民医院，为了挽回被耽误的时间，她学习起来就如饥似渴，专业上更是如鱼得水。多年来，对女性疾苦的同理心和同情心，爆发出巨大的能量，她迅速成长为一名优秀的妇产科医生，并对妇产科的需求和发展方向保持着惊人的敏锐，终于在 1986 年就成为学科带头人，28 年来，一直带领着团队走在学科发展的最前端。

1993 年，她带领科室率先面向全国开设妇科腹腔镜培训班，全面推动妇科向微创时代迈进。

2000 年，她创办的《中国妇产科临床杂志》，全科坚持努力 15 年，成为北京大学和科技部双核心刊物。

2004 年，她敏锐地抓住治疗女性盆底功能障碍性疾病的大趋势，发挥平台优势，王建六教授在专业上的全力以赴，1 年之内，北京大学人民医院就在这个亚专业上引领了全国。

2005 年之后，她开始研究宫颈癌，致力于惠及全国女性的宫颈癌筛查和早

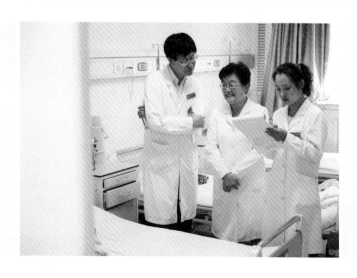

·疾病面前，女性常常是脆弱的。只要做的是女性需要的，就是值得的。

诊。她是中国四价疫苗临床试验全国的 PI（总负责人），还参与了一款国产两价疫苗的临床试验。

她再次看到了"宫颈癌未来的发展"，不惜"浪费"两名博士去从事用于宫颈癌诊断和治疗的细胞学和阴道镜基础研究，2015 年还成立了全国的阴道镜和宫颈病理学术组织。未曾想再次引爆了这个专业，参会人数第一年就突破 1 000 人，第二年达到 1 400 人，专业的热度出乎意料。

采访中，我问魏丽惠教授："为何您总能看到别人看不到的远方？"

她说，因为这是妇产科患者的需要，只要做的是女性需要的，就是值得的。

2

疾病面前，女性常常是脆弱的。

40 年前，在恶性肿瘤还难以治疗的年代里，卵巢癌成了妇科医生和女人的噩梦。无论医生如何全力以赴，最终都是手术化疗后半年排着队回到医院，不久又排着队送往太平间。人们对卵巢癌如此恐惧，以至于曾提出对 45 岁以后的女性，为了避免卵巢癌，全部切除双侧卵巢和输卵管——对女人来说，预防肿瘤的代价何其之大。

当时，有一对双胞胎的母亲罹患卵巢癌，在那个彩电刚刚普及的年代里，她的孩子连黑白电视都没有看过。年幼的孩子对爸爸说："我们本来可以有电视机，可是因为妈妈病了，我们什么都没有了。"1 年多后，他们连妈妈也没有了。

从此，魏丽惠决定研究妇科肿瘤，成为国内最早研究卵巢癌的医生之一。

当时，只有一个简单的想法——拯救一个女人，就是拯救一个家庭。

当女人成为母亲，就会变得异常坚强。

为了孩子，一个女人柔弱的身体竟能承受 7 次手术和 53 次化疗，终于把女儿从 5 年级一直陪伴到大学毕业才放手。这个患者让魏丽惠教授至今难忘。

患者是大学的副教授，刚从国外学习回来就查出卵巢癌，当时判断的存活期只有半年。然而在本人强烈的求生欲望、家属的全力配合和医生的努力下，她整整存活了 11 年。在临走那天，她一直等到魏丽惠来才最终离开，她丈夫对魏丽惠说："她终于等到了您。"

"给了她女儿一个完整的家庭，这就是妇科肿瘤医生最大的成就感。"魏丽惠教授说。这种成就感，别人难以体会到。

3

而当女性成为妇科肿瘤医生时，同为女性天生的同理心，女人的情感和需要保持冷静的医生身份混合时，心情就变得非常复杂。

魏丽惠教授有一本英文词典，是一位已经去世几十年的患者送她的。当时，魏教授还是年轻的主治医生，遇到的这个患者是一位大学老师，与自己同龄，孩子才几岁。

这位老师是胃癌转移到卵巢，爱人天天到医院给她送饭，她也吃不下。魏丽惠就每天自己在家做饭、煲汤给她带来。学生说，"魏老师，您都不给我们带饭，这个患者您这么下功夫啊。"魏丽惠说，"看她吃不下东西，我真难受啊。"

这位大学老师活了一年多，在她临走前，她对魏丽惠说，"魏老师，我想送你点东西留个纪念，你这么想学英文，我送一本英文词典吧。"

·她们想见我，除了感激，对家属也是一种安慰，医生尽心尽力，到最后还来送别，家属内心会觉得特别安慰。

"对女患者，我们常常一不小心就把情感带进去了，但你是医生，带入过多的情感会影响你对她的治疗。"近40年过去，魏丽惠至今记得，眼看着她的病情逐渐恶化，自己无能为力，眼睁睁看着她一天天不行了。

"这样的场景真的让我很难过，人家把你当救命稻草，但你却无能为力。你费了很大力气，半年之后患者还是走了，而你又实在找不到办法如何让她们活下去。"魏丽惠说。

有一位音乐老师，治疗效果挺好，所以总在病房里给医生护士们唱歌。但三年后还是复发了，而且很快就不行了。那天晚上，值班的同事给魏丽惠打电话，说这个音乐老师快不行了，想亲自向她告别。当魏丽惠赶到后不久，患者就离开了。

这样的患者有好几个，她们在临终前一定要等到魏丽惠来，亲口向她表示感谢，谢谢医生帮助她们生存了这么多年。在那个年代，医患之间就是如此真诚。

这样的送别场景，我们很难过，但又要强忍悲伤，因为怕家属更难过。我们要让患者安详地走，不要带着遗憾。每次，我就对她们说，大家都会好好的，你也挺好的，你好好睡觉。

人的求生欲望很强，明知道快不行了，但还是会有很多不舍。她们想见我，除了感激，对家属也是一种安慰，医生尽心尽力，到最后还来送别，家属内心会觉得特别安慰。

肿瘤患者有时会给我们一种假象，一开始治疗效果不错，有一段时间会特别好，完全看不出是患者，但有一天突然就不行了。那时候，肿瘤患者不知哪天就被死神接走了，因为没有这么多的检测手段，检测不到复发，不像现在有超声，有肿瘤标志物，可以随时监控到病情的进展。

所以，我现在常对学生讲，紫杉醇、铂类药物的发明，再后来很多药物的发明，各种检测早期肿瘤的先进技术出现，科学的发展，真的挽救了肿瘤患者的生命，生存时间得到很大延续，国际上已经把恶性肿瘤列为慢性疾病。

4

年轻的母亲遭遇肿瘤，会有着强烈的存活欲望，只为能看着孩子长大。而当女人怀孕与肿瘤打了"遭遇战"时，生命就不仅仅是自己一个人的了。

2016年7月，医疗纪录片《人间世》的第九集《爱》在电视上播出，感人至深。讲述的是怀孕5个月的上海姑娘张丽君，被诊断出罹患胰腺癌，她拒绝了医生引产的建议，坚持生下宝宝后才开始接受治疗，然而等她的孩子出生时，癌细胞已经全身扩散，早已失去了手术的时机。纪录片真实记录了这位母亲的坚强，这是一份礼物，也是一种告别。命运果然没有出现奇迹，几个月后，她离开了人世。

在纪录片播出期间，我在魏丽惠教授的病房里也遇到这样一个姑娘，李悦（化名）是一名妊娠合并子宫颈癌的患者，24岁。

李悦和张丽君几乎是同时怀孕，孕5个月时都查出罹患癌症，张丽君是胰腺癌，李悦是宫颈癌。她们都决定，保全腹中的孩子。

上海的张丽君担心化疗会影响胎儿发育，决定在宝宝出生后再治疗；而北京的李悦，魏丽惠团队给了她另一种选择的可能：一边化疗控制肿瘤，一边保胎，直到孩子出生，然后李悦再继续全面的肿瘤治疗。

我采访期间遇到李悦时，她正住在魏丽惠教授的病房，刚刚完成一次介入

·又要化疗又要保证胎儿的安全，这对于医生来说，无疑是一个巨大的挑战。

治疗，显得有些憔悴。她的孩子出生已经快 6 个月，各方面都很健康，她本人也正处于肿瘤治疗的攻坚阶段。

魏丽惠团队正在与患者一起探索一条在中国无人走过的路——对妊娠合并子宫颈癌的患者妊娠期接受化疗。

李悦怀孕后总是阴道出血、白带增多，刚开始以为是先兆流产，后来查出竟然是局部晚期宫颈癌。2015 年 10 月左右，她找到魏丽惠教授时，已怀孕 20 周。

如果按照常规治疗，李悦必须终止妊娠，做根治性手术。然而，这样就意味着她将永远无法再生育自己的孩子，而她才 24 岁，人生刚刚开始。

李悦求医生让自己把孩子留下来。

魏丽惠教授陷入两难。要保证孕妇本人的肿瘤不继续恶化，需要进行全身化疗，而化疗药物的毒性是否会危害胎儿的安全？又要化疗又要保证胎儿的安全，这对于医生来说，无疑是一个巨大的挑战。

以前，魏丽惠教授遇到妊娠合并宫颈癌的患者，都是用常规的治疗方法，即终止妊娠，然后进行抗肿瘤治疗。

大家也许还记得演员李媛媛，她也是在怀孕期间阴道出血，一直当作是先兆流产，直到孩子出生后，她被诊断出是宫颈癌中晚期。由于孕期未及时治疗，病情快速发展，失去了最佳的治疗机会，仅存活了两年，于 2002 年去世。

结合李悦的病情，如果要控制肿瘤不继续恶化，就需要马上进行化疗，但化疗药物是否会对胎儿造成危害，魏丽惠教授不知道。这样的非常规治疗，国内的医生还没有人尝试过。

实际上，与李悦前后脚，魏教授还接诊了一名 26 岁的妊娠合并子宫颈癌 1 期的患者李欣（化名），也是在孕 20 周时查出宫颈癌，也要求留下孩子。

魏教授带领医生们查阅了很多文献，找到了国外妊娠期化疗的依据，然后谨慎地对李欣使用了这种非常规的治疗方法，一边化疗一边保胎。李欣在2015年9月把孩子安全地生了下来，医生们对孩子进行了各种检测，一切指标均正常。

有了这一例的信心，再加上李悦和家人的充分信任，魏教授和全科的医生也决定陪李悦一起"走钢丝"。

对医生来说，使用常规的治疗方案，责任最小，而选择这样的非常规治疗方法，则要冒极大风险。

在李悦的妊娠期，医生一共给她做了3次化疗，要这么长时间保证胎儿和母亲两个生命的安全，医生们如履薄冰，小心翼翼。

有一天，想着李悦的病情，魏教授突然睡不着，大半夜给化疗病房负责人李小平教授打电话，讨论李悦的病情。而为了这一个病例，王建六主任和魏教

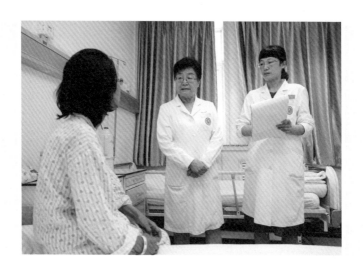

· 对医生来说，使用常规的治疗方案，责任最小，而选择这样的非常规治疗方法，则要冒极大风险。

授带领全科室医生集体讨论了至少3次。王建六是北京大学人民医院的副院长兼妇产科主任。

魏丽惠教授还把自己的私人微信号留给了李悦，以便李悦有异常随时联系，魏教授也随时关注她化疗后的反应，并叮嘱她注意事项。

在2016年春节前，李悦达到孕31周，医生判断此时出生孩子存活率较高了，可以终止妊娠了。但李悦找到魏教授，说希望再等等，想生一个猴宝宝。要知道，这种情况下，胎儿在妈妈肚子多住一天都是冒着极大风险的。但是，魏教授又答应了，继续为李悦肚子里的小宝宝保驾了1个月。

过完春节，李悦孕期达到35周。2016年2月，春节长假后上班的第二天，北京大学人民医院妇产科就给她实施了剖宫产手术，"小猴宝宝"出生了，各项检测均正常。

生完孩子后的李悦，加倍的信心让她全力以赴投入治疗。产后进行了8次放化疗和介入治疗，她都咬牙扛了过来。李悦的坚强，让魏丽惠教授等所有医生都十分感动。

我第二次见到李悦，是在她完成介入治疗出院后，正好来看魏教授的门诊。她戴着假发，清秀的面容，大大眼睛，嘴角一直带着笑意，不失年轻人的活力。

上天没有辜负她和孩子的努力，她的治疗取得满意的效果，各项指标都已正常。曾在她腹中一起经历化疗的孩子，也一直在随访。魏教授说，孩子出生17个月，儿科进行了多次评估，生长发育都良好。

魏教授2016年时在《新英格兰》杂志上看到一篇文章，随访了105例妊娠期化疗后出生的孩子，最大的已经36个月，认知度、发育各方面都良好，孩子很健康。

这让魏教授和医生们很有信心，他们将对孩子和李悦继续随访下去，期待

·魏丽惠教授和她的医生们
为这样的女性患者闯出一条
希望之路。

有最好的结果。

魏丽惠教授团队将这一病例发表在 2017 年 3 月的《中国妇产科临床杂志》上。这条在中国尚无人走过的路，已经取得阶段性成果，魏丽惠教授和她的医生们为这样的女性患者闯出一条希望之路。

为了孩子，为了更长久地陪伴年幼的孩子，这个 25 岁的妈妈爆发出了惊人的意志力和求生欲；而为了两个生命，这群医生也爆发出了强烈的责任心和对医学无尽的追求。

我两次见到李悦，都听到她和妈妈一次又一次地感谢医生。

而身为医生，魏丽惠教授说："我很感动，他们为孩子这么努力。作为医生，在癌症与妊娠之间面临选择，是神话，还是现实。我们是仅挽救一个患者的生命，还是让一个女性失去做母亲的未来。医生的职责令人深思。"

魏丽惠教授也提醒所有女性，备孕期间应该进行宫颈癌筛查，如果一年内没有筛查者，应该在怀孕早期及时进行。

对于医生来说，这种踩着钢丝的成就感，别人是难以体会的。尤其肿瘤治疗都是摸索着进行，最终结果如何，谁也无法确定。

这才是医患本来的样子，彼此信任，共同努力携手对抗疾病。

这才是生命本来的样子，保持希望却不苛求，从容面对生死。

5

优秀的医生遇到患者，油然而生出强烈的责任感。那么，当医生成为患者，该当如何呢？

2008 年，64 岁的魏丽惠教授体检完，发现肺上长了东西。

"我也是歪打正着，体检都是拍 X 线片，我想着每年胸片都没问题，而我总咳嗽，就去拍了个 CT 看看。"魏丽惠说。

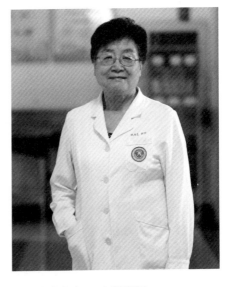

结果 CT 一做，医院放射科杜湘珂主任就看出了问题。杜主任很有经验，2003 年"非典"北京大学人民医院是全国唯一被隔离的医院，放射科的医生们天天看 SARS 患者的片子。

放射科杜主任敏感地发现了魏教授的 CT 片有问题，马上向王杉院长做了汇报，魏教授是德高望重的老教授，大家很担心也很谨慎。

当天中午医院开完教授会，院长装作很随意地对魏教授说："您去放射科看看，您的片子有点问题，可能是炎症。"然后又对胸外科王俊主任说："你们也一起去看看魏大夫的片子。"

魏教授一听院长这么说，就明白了问题的严重性，说："我自己就是肿瘤大夫，你就告诉我，炎症和肿瘤的可能性各占百分之几吧。"

院长问："您这么想得开？"

魏教授说："我当了一辈子肿瘤大夫，这还想不开？"

院长告诉她各占 50%，然后大家就一起去放射科看片子。

那几天，本来魏教授按计划要出国开会，但看完片子后，她决定，不去开会了，先把手术做了，省得心里总惦记。

魏丽惠教授回忆说：

其实，当时我心里也是七上八下的，他们不敢对我说得太深太多，又瞒不住我，不得不告诉我实情。家属签字，我对女儿说，你去签，不然你爸压力太大，还没签字就着急了。签完手术同意书当天晚上，呼吸科主任对我说："魏老师，咱们不做手术先观察3个月吧？"我说，不，我从作为手术医生、肿瘤医生的角度考虑，我要做，做完如果不是癌我就踏实了，如果是癌，我正好就做了，省得老背着这么个包袱。

手术前一天，我去我们科转了一圈，看看同事们。我说，"明天大家谁也别来看我。"这些医生、学生们都舍不得，说："不看您行吗？"我说："都别来看我，手术后就告诉我，手术是大还是小就行。"然后我就走了，回我住的病房了。

其实，我心里真的很在意我的病，胸外科的医生们问我要不要看看片子，我说不看了，看了影响我情绪。

我还是医生啊，我都不敢看片子。

手术的前一天晚上，管床的医生来了，我配合他回答完术前准备的问题之后，问他：你们明天计划怎么做啊？

他故作轻松地说，把肿块切下来，然后送个冰冻切片，病理结果如果是癌，咱们就扩大切除，包括淋巴清扫。

我当时听完，心里"咯噔"一下，他们都做好切淋巴的准备，说明他们对病情估计得并不那么早期。但我什么也没说，怕影响他。

第二天进手术室之前，学生们还是来看我了，我对他们说："我出来后，你就告诉我手术是大还是小就行。"（注：手术做得大意味着是恶性肿瘤，做得小则意味着没问题。）

·面对癌症，谁都不轻松。但当每个人都用善意和信任相待时，就能用正确的态度去面对癌症。

其实，魏教授明白，就算问学生们，他们也不会告诉自己手术是大是小，但实际上双方彼此都知道，根本瞒不住。当她在 ICU 醒来，就问了一句"现在几点了"，再一算进手术室的时间，就知道答案了——这就是医生患者与普通患者不同之处。

魏教授出院那天正好是 2008 年 5 月 12 日，汶川地震，过去 8 年了，她对当时的每个细节、每一个感受甚至大家说的每一句话都记忆犹新。周围人怕她有思想负担而故作轻松，她怕周围人担心也故作轻松。

其实，面对癌症，谁都不轻松。但当每个人都用善意和信任相待时，就能用正确的态度去面对癌症。

每一段经历，都有上天的祝福和美意。

作为肿瘤医生的魏丽惠教授，40 多年来帮助无数患者对抗癌症，在手术台上为她们切除肿瘤，如今自己也成为癌症患者躺在了手术台上，她说："从此，我更加懂得患者的心理。"

我自己就是肿瘤医生，当我患上癌症，我都会想这么多，有这么多的顾虑，又怕家人心理有负担，又怕我的病真的很严重，总之害怕很多东西。这就是肿瘤患者真实的心理。

无论你是什么身份，就像我们医生，我们给别人做手术时，可以在手术室里指挥"千军万马"掌控一切，但当你作为患者躺在手术台上时，你就失去了一切主动性，麻醉以后，手术医生在你身体上进行各种外科操作，你除了完全的信任、交托，对自己失去了所有掌控力。

这种感受，只有当了患者，才能体会。

成为患者之后，我真实体会到患者的迷茫、焦虑、为难和猜测，对生命的不确定。我也不是畏惧死亡，毕竟活多久不是个人决定的，只是不知道生命能允许我们活多久，如果我不在了，会给家人带来什么样的伤害，真的想了很多。

上周一个患者对我说："我坦率告诉您，我昨晚一夜没睡，我和老头说，我把遗嘱都写好了。"她其实只是癌前病变，我说："那没必要，你离死亡还远着呢，好好治疗还能存活很长时间。"

我能理解她对死亡的这种害怕的心情。我自己，在手术完四五年之后才敢看我的CT片，之前我一直不想看，就怕看了会刺激自己。也是在四五年后，当时给我会诊的同事们才告诉我实情。当时实际上大家高度可疑是癌，为了安慰我，对我保留了一部分实情，说是一半一半。

记者手记

当我遇到魏丽惠教授时，她已经年过七旬，已经卸任了所有行政职务，在此之前，我们从来没见过面。

曾担任过北京大学人民医院党委书记、副院长，北京医科大学副校长、北京大学医学部副主任；并从1986年开始，担任人民医院妇科主任，28年；还担任过三届全国人民代表大会代表……

在我第一次联系她希望采访时，她说，要得到科主任的批准，她才愿意接受采访。

在与她约好跟访周二的查房，由于要与她一起进出病房，前一天，发短信说希望能帮我准备一件白大衣。她说：白大衣代表医务人员身份的制服，你不是医生，是否会不妥？

我不禁被她的界线感所打动。

这位在医院里德高望重的前辈，无论当初在多高的位置上，在卸任了所有行政职务后，就安心回到了教授和医生的位置上。她曾在一篇自述中写道："有人羡慕我当了这么大的教授，我说是因为我站在了一个高平台上。如果给你提供了这样一个平台，你或许也能做到。"

她对"白大衣"的珍惜，正是她对"医生"这个职业的尊重。

魏教授曾在医院内部的一次讲座上，面对在读北京大学医学院的研究生，谈自己的"人生与追求"。她说：

> 我希望医学生们一进入临床就要知道自己是医生，哪怕是见习生。曾经有学生一来到病房叫我"阿姨"，我说你别叫我"阿姨"，这里只有上级医生。一旦你穿上白大衣，在患者眼里你就是医生。

> 你们年轻人喜欢时髦，平时生活中没问题，但在工作岗位一旦穿上白大衣，就要像个医生，仪表要庄重、清爽，这对患者对你建立信任很重要，如果一个医生穿得很前卫、另类或者浓妆艳抹，患者怎么能把自己交给你？

> 要记住，穿上白大衣的形象就是医生，医生最重要的就是要让人信任。医生不怕年轻，只要能让患者信任你，他就会配合你治疗。

当我越研究魏丽惠教授的资料，以及一年多来与她多次接触的经历，作为一名记者，我对她的感受更加丰满、温润、平和，也越发感觉到，这篇8 000字的文章写得远远不够。

遇到妊娠合并子宫颈癌患者李悦时，为了不影响她的治疗，我没有打扰她，魏教授也特别谨慎。后来我把李悦的故事单独写出来，给魏教授送审，她和团队的医生们商量后，谨慎地决定，还是等治疗结束再发表，因为"治疗过程很艰苦，大家都还在努力"。这篇文章就一直存在我的"医生医事"自媒体后台，直到一年之后，魏教授团队发表了论文，我才详细地对外界讲述这个故事。

她说："医生是一个非常有深度的职业，不像演员需要的是鲜花、掌声和镁光灯，需要增加曝光度来提升知名度；但医生不一样，我们每天面对的是患者，医生又是接触人最广的，医生要热爱这个职业，还要学会观察社会。"

一年之后，当再次翻看我的采访录音记录，采访的细节历历在目，尤其是魏教授对自己成为患者时的那段感受，我再一次落泪。

在成为肺癌患者后的 8 年里，她依然努力工作，就像健康从未受损一样。

这 8 年里，她作为 Leading PI（临床试验主要负责人）负责了全球首个癌症疫苗——佳达修宫颈癌四价疫苗在中国上市前的临床研究，她亲自带着研究队伍去每一个临床试验基地打苗、取样、随访。我曾提出要跟着她跑一次，她说："太辛苦了，而且当地条件不好，你还是别去了。"而她，如此奔波了 7 年，从年过六旬跑进了年逾七旬。

这 8 年里，她还在为妊娠合并子宫颈癌的患者闯一条生路。这个过程中，作为医生承受的心理压力，是我们外人所无法体会的。我采访她时，正是医生和患者在对抗疾病中最黑暗的那个阶段，她曾对我说："我每次一想到这个患者，我就很揪心，我不知道我能不能对得起这一家人，对不对得起这个母亲和孩子。"

我问她，在人生走过的 70 年中，是否有什么遗憾？

她说："我就在想什么时候回家好好陪老伴，最重要的是我的身体和家庭，其他都没什么可计较的，这辈子我什么都经历过了，战乱、'文革'、上山下乡、非典、地震，连肿瘤我都得过了。"

我曾经听一位也成了肿瘤患者的医生说：上天让我得肿瘤，是为了让我成为最好的医生。

在此，除了祝福，只有祝福。

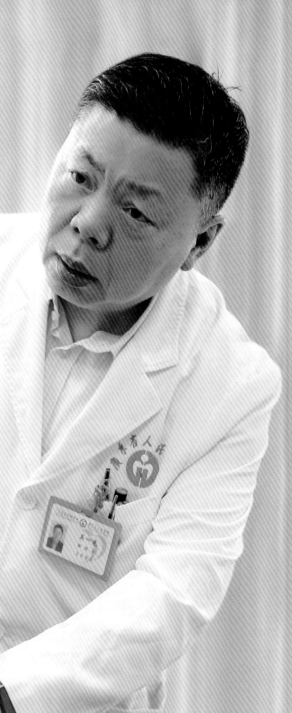

吴一龙

★ 世界肺癌的『中国贡献』

中国临床肿瘤学会（CSCO）理事长

广东省肺癌研究所（GLCI）所长

广东省人民医院（GGH）副院长

专业特长

以外科为主的肺癌综合治疗、个体化靶向治疗，肺癌的临床试验研究

"我知道自己能做什么，该做什么，而且30多岁时就知道了。"

第一次跟访他的门诊，他和患者开着恰到好处的玩笑时，头一歪，嘴一翘，用拍照最萌的45°眼神坏笑着看对方如何接招。

全科病例讨论上，他也是"坏笑"着挑起"战事"，不停问"有没有不同观点？"直到医生们对化疗、放疗、手术方案争论不休，他最后结案陈词，思路之开阔、思维之敏捷，总有"神来之笔"，让人心服口服。

当年，这位我国肺癌治疗的领军人物，曾是医院班子换届的热门人选，他赶紧跑到省里表态："千万不要把我选上去，我绝不当一把手。"如今说起这件事，他像个孩子一样大笑着调侃"当官要当副，绝不当常务"。他只想搞专业，所以从担任中山大学第三医院院长调入广东省人民医院当副院长时，他毫不犹豫就答应了。

他曾是"广东省肺癌第一刀"，精湛的手术技术让他名震江湖，而让他走向世界的则是药——他是肿瘤靶向治疗研究的中国第一人，被誉为"代表着肺癌研究历史上的中国贡献"，国际尤其亚太地区晚期肺癌治疗原则、治疗指南，许多证据出自他领衔的中国专家之手。他如今更肩负着全球最前沿肿瘤新药在中国的临床试验，包括最近在美国前总统卡特身上创造奇迹的免疫疗法PD-1抑制剂。

遇见·吴一龙
世界肺癌的"中国贡献"

癌症，是"众病之王"，治愈，是人类的心愿。

1

60 岁的吴一龙，人生最大的感悟是："人家说要 50 岁知天命，我觉得我好像在 30 多岁就知道我的天命了，知道自己该干什么，能做什么。"这是一位天生搞靶向研究的医生，连对自己的认识也如此精准。

一个人发生巨大的转变，常常是上帝之手对心灵的轻轻一拨。对吴一龙来说，第一拨，发生在他 30 多岁时。

1988 年他到德国留学。有一天下午，跟着老师去听第二天的手术安排。办公室里坐着两位白发老人，看起来像是老教授，因为穿白大褂的医生们都在边上毕恭毕敬地站着。医生们针对患者的片子、病情逐一发表意见，老师进行了总结。然后轮到那两位"老教授"做最后的陈述了，他们说，"听你们说了后，我知道了我的病情，知道了几种治疗方式，也知道了你们的态度和相应的利弊。"

原来，他们根本不是"老教授"，而是那次讨论方案的患者！最后他们选择了医生推荐的治疗方式。

吴一龙深受震动，"原来医生应该这么当，科学严谨地告知，让患者充分有尊严地选择、对待自己的生命。"

这一拨，彻底打开了吴一龙的人文观。从此，他的一切工作，无论是临床还是科研，完全有了一个全新的视角——患者，把自己摆进去。

门诊里，他见到患者会主动开开玩笑"套近乎"，消除患者的紧张情绪。

同样做一项有创的检查，他会这么问："我需要给你开一项检查，医生会从你背部用一根针扎进去穿刺取组织做活检，你同不同意？"

同样一句话，他会这么问："请把你的片子给我看一下，好不好？"

同样给患者治疗建议，他会给出几个备选方案和他们商量，从医疗专业角度进行排序，充分表达自己的主见："换药，是一个选择，但从我的专业角度，这个选项排在最后面，排在第一的建议，一定是我作为医生认为的当下最佳、最适合你的方案。"

在所有患者就诊完离开时，他都会交待："当你要改变治疗方案时，一定要来找医生给你出主意，不要自己私下就把这件事做了。"

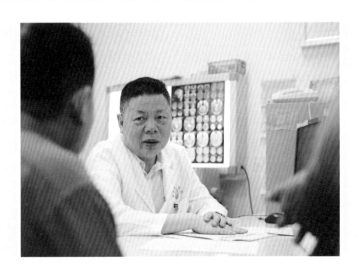

·"当医生的所有工作，从人文角度去考虑你的研究对象、决定你要对患者采取的措施时，你的天地就变得特别宽。"

这是他数十年以来所形成的为患者诊病的风格。他说：

> 所有的患者在医学知识方面都是欠缺的，他们会感到非常迷茫，这种情况下，他们听到任何一种提示都会当作救命稻草。所以会有那么多人跑到巴马那种地方坐在那里喝水来治病，或者相信各种偏方，都是"宁信其有不信其无"。这对患病的人和家属来说，都是正常的心理变化。
>
> 作为医生，必须准确把握好这种心理变化，必须非常清晰地表达自己的观点，还要让对方非常好地接受你的建议。患者没有医学知识，所以常常会听不懂医生说的话，所以必须用通俗的语言让患者接收到有价值的信息，并且听得懂。而如果医生用深奥的医学名词，患者是听不懂的，也就无法领会。还有，患者对医生是有天生的敬畏心理，所以医生在第一次接触患者时，一定要主动去拉近和患者的距离。我在问诊前经常会先和患者开开玩笑，他们会觉得这个医生很亲切、可信任。

同样是临床指南，他牵头制定的首部《中国临床肿瘤学会（CSCO）原发性肺癌诊疗指南》，颠覆了全世界的指南编写形式，不再是千篇一律地罗列目前最好的治疗方式，而是针对性地提供中国不同地区的患者能接受的、益处最大的治疗方案，这其中包括经济因素、身体条件、心理承受能力和所在地区的局限性等。

他说："当医生的所有工作，从人文角度去考虑你的研究对象、决定你要对患者采取的措施时，你的天地就变得特别宽，你能做出很多患者非常欢迎的改革和变革。"

·通过对历史的反思，吴一龙对于肿瘤的治疗有了更为深刻的理解，从此他在中国率先走上一条路——肿瘤的综合治疗。

2

第二拨，发生在他从德国刚回来时。

1 980 多份历史病历，改变了他的从医方向，让他从一名单纯的外科医生转而研究肿瘤的综合治疗。

当一个人学会反思历史的时候，你就会成长，对未来的路会越来越明晰。医生的反思，不是从希波克拉底开始反思，而是自己对每一件事去进行总结的时候，就会发现需要改进的东西很多。

1989 年，33 岁的吴一龙刚从德国回到中山大学附属肿瘤医院，心高气傲却被学术界"压制"，什么事也做不好。

苦闷的他，想起了老师曾对他说的，"当外界不理解你的时候，不要跟他争辩，你就做自己的事情。"于是，他做了一件事——整理病历。

他向病案室借出病历，每天利用中午的时间研究整理，他把医院胸外科从建科开始保存下来的 1 980 多份病历全部研究整理了一遍。

就像每一个少林弟子都要从扫地僧开始修行一样，有悟性的人，扫着扫着就豁然开朗了。

从这 1 980 多份病历中发现的问题让他很震惊，同时他也开始反思：当时曾让医生们因手术成功而沾沾自喜的患者，没几个月就死掉了，为什么？到了20 世纪 90 年代，肺癌的 5 年生存率依然与二三十年前相差无几，为什么？

最后他豁然明白：现有的肿瘤治疗手段局限性太大，单一的治疗方式存在很大的问题，这条路不能再这样走下去，必须有所创新，要改，必须动用所有手段去治疗肿瘤。

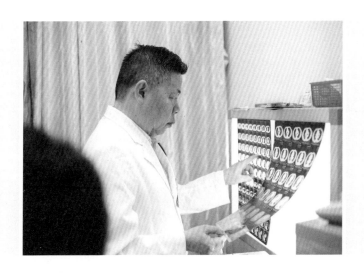

　　通过对历史的反思，吴一龙对于肿瘤的治疗有了更为深刻的理解，从此他在中国率先走上一条路——肿瘤的综合治疗。20 世纪 90 年代初期，许多医生并不理解何为肿瘤的综合治疗，但现在所有肿瘤医生都走上了这条路。

　　为了真正能给患者提供综合治疗的方案，1997 年，吴一龙率先提出一种新模式——单病种首席专家制，即由 1 个"全才"（首席专家）带领各种"专才"（各专科专家）组成一个团队共同治疗肿瘤。这就要求首席专家对单个癌种的知识必须非常全面，作为学科带头人，带领外科、放疗、化疗、影像、病理等各方面专长的医生。

　　吴一龙当时是医院肺癌的首席专家，为此，他开始恶补影像、内科、放疗、转化医学等知识。

　　从此，他已经不再是一名单纯的外科医生，而成为一名肿瘤界公认的"全才"。2000 年以前他发表的论文都是外科方向的，这之后关注点转向综合治疗，他发表的论文就以对术前化疗以及术后放化疗的研究为主了，这些是肿瘤内科医生的研究范畴。2004年之后，他的研究重点则放在了肿瘤的靶向治疗。

3

第三拔，则是一篇文献。

1995年，他看到了一篇英国文献，作者似乎也和他做了同样的事——整理历史病例。作者针对过去30多年的肺癌治疗进行总结，结论非常吓人：手术后加上通常认为是保险的放射治疗，没给患者带来好处，反而使死亡率增加了21%。

除了这个吓人的结论，吴一龙对文献是一头雾水，虽然文献里写着采用的研究方法叫作"个人资料的综合分析"，还画着"森林图"，但他根本看不懂，于是写信向德国的老师请教："他们是通过什么方法得出这样的结论？"

老师回信解释说，过去的研究只是依据少数患者的个人资料得出结论，这种新的研究方法是把所有患者的数据都纳入数据库中进行计算。森林图的每一条线就代表一个研究群体，研究对象越多，结论越可信。

"这就是循证医学的研究方法。循证医学是遵循证据的医学，必须依据大量的患者数据。我们之前做手术大多依靠经验，现在看往往是有问题的。"吴一龙从此萌发了对循证医学的兴趣，花了2年学习、"弄懂"这个问题。

他还让循证医学在中国全面开花。1998年，吴一龙在中国第一次开讲循证医学这门课，轰动一时。2000年，他创办了循证医学杂志，在中国推广循证医学，如今循证医学已被医学界普遍接受。

而循证对他来说，就是向历史学习，向每一位患者学习，是反思、总结，这成了他的一种思维方式，并让他获益一生。

吴一龙说："读书使人明智，放到医学上，就是医生要对每一个病例进行总结和反思。"

他从年轻时开始就有一个习惯，随身带一个小的记事本记下每一个患者的病情及相关治疗信息，时不时拿出来思考。1999年，他还创建了全国首个生物标本库，完整留存患者资料。

正是基于这些患者资料，他率先发现了中国人身上特有的肺癌驱动基因有别于西方人，为中国的肿瘤患者带来第一个靶向药物，并让患者中位生存期延长了3年多，改变了全世界的肺癌治疗指南。

有了药，还得让患者吃得起，这件事才算做完。吴一龙一路持之以恒地奔走协商，广州市医疗保险服务管理局终于在2012年2月，在国内率先尝试将这个靶向药物纳入医保报销范围。

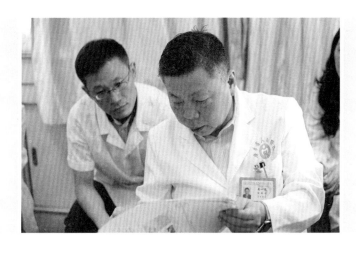

4

第四拨，是一个病例。

每一个患者都是医生的教科书，而这一个拨动吴一龙心弦的病例，则是一种颠覆性的思维。

2002 年，吴一龙接诊了某国一位战区司令员，国外医生一致诊断为肺癌伴骨转移（Ⅳ期肺癌）。患者曾辗转美国、新加坡和中国香港诊治，一轮一轮的放化疗，病情却毫无起色，最后来到北京时，身体已经非常虚弱。

中国工程院院士、肿瘤内科界泰斗孙燕院士是会诊专家组组长，提出应该转换思路，请外科专家来看看，便请来吴一龙。

但是，这一病例，要想在外科上有所作为，首先必须颠覆已有的诊断，否则对于晚期肺癌，再怎么换思路也不可能换到手术治疗上。这位司令员的胸部CT 片显示肋骨有一个骨高密度阴影，这也正是被各国专家一致认为是骨转移的证据，要想"改判"，必须推翻这个骨质的性质。

有经验的医生都是独立读片，不受别人的影响。吴一龙对影像学的钻研非常深入，他甚至在办公室里加了一个大屏幕直通医院 CT 室，任何患者的 CT 片，他在办公室就可以随时调看。医院肿瘤中心每一个患者的片子，他都亲自查看过，练就了一副火眼金睛。

吴一龙把 CT 片上肋骨的那个阴影反反复复对比，前后共有 300 多张。他发现，从第一张到最后一张，肋骨上的这个阴影一直没有变化过，不像骨转移灶。然后他回到原点，重新去问病史，问患者是否曾经受过伤。患者想起来有一次打高尔

·优秀的医生，不仅擅于从每一个病例上学习，还擅于从身边任何人身上吸收自己所需要的营养。

夫球，用力甩杆时，胸部好像骨折了一样剧疼。并指着胸部位置比划给吴一龙看，正好是 CT 显示异常的地方。吴一龙更加断定这是外伤引起的骨折，而不是转移。

不是肺癌晚期骨转移，而是早期肺癌。吴一龙将这个颠覆性的诊断在专家会诊讨论中报告时，立即引起一片质疑与批评。"我支持你！"孙燕院士顶着巨大的压力，一锤定音。

由于患者当时的身体状况已无法再承受任何治疗，专家组建议患者回国休养一个月再决定要不要做手术。

一个月后，这位司令员患者直接到广州找到吴一龙，明确表示："我是自愿做手术的，就算死了，谁也不许追究吴一龙医生的责任！"

孙燕院士从北京赶了过来，两人重新审阅 CT 片后，立刻安排了手术。就这样，把患者从死亡线上拉了回来，直到现在还健康地活着。

做决策的孙燕老师，能够提出换思路进行治疗，不限于他所研究的内科领域，而是把思路扩展开去，打破自己的专业局限，这样的全局观是很少人能做到的，只有真正的医学大师才有这样的远见，视野能这么开阔。

从这个病例中，我还悟出，面对已有临床诊断的患者，第一需要勇气敢于打破固化思维，第二需要获取第一手材料，第三需要甄别病史细节，第四需要医患有效沟通。临床决策应考虑现有最佳证据、医生技能和患者需求，三者缺一不可，这也是循证医学的主旨。

优秀的医生，不仅擅于从每一个病例上学习，还擅于从身边任何人身上吸收自己所需要的营养。尤其医学更是积累的学科，是后人在前人肩膀上搭建生命探索的天梯。医生的成长离不开刻苦学习及传承老师的敬业和经验，也必须永不满足现状勇于创新。

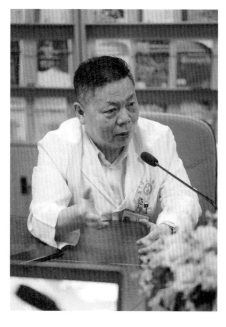

当吴一龙从20世纪90年代开始，探索对癌症进行综合治疗之后，他就不再是一名单纯的外科医生，而是需要全面学习，要向身边所有专业的老师学习。

从那一个病例之后，吴一龙经常向孙燕院士学习。孙燕院士曾在媒体上说，他们俩相识多年，两人相处的大部分时间都在探讨如何处理疑难病例。

吴一龙从孙燕院士的身上学习疾病治疗的全局观，他还有一位忘年交，上海的廖美林教授。廖教授1934年出生，曾是上海交通大学附属胸科医院临床中心首席专家，也是中国医师奖、中国肺癌研究终身成就奖获得者。

20世纪80年代，廖美林教授赴加拿大麦克马斯特大学研修运动呼吸生理、临床流行病学和肺科临床。回国后，2000年左右，在一次国内的学术会议上，廖教授讲授关于统计学、流行病学的课程。这让坐在下面的吴一龙听得大为惊叹："这个老师太厉害了，内科医生能把统计学讲得这么有科学性，这么头头是道。"吴一龙从德国回来后，已经在临床研究上开始运用统计学，但经廖教授一点拨，他更加豁然开朗。

吴一龙说："我的老师非常多，从他们身上都学到了很多重要的东西，他们都能从某一个侧面拓展你的思维。但是，医生最重要的老师，是患者。"

·"患者提供自己的样本，提供自己的经历，让你去总结规律，作为临床医生，当你认识到这一点时，再去思考医患关系，你对待患者就会有另一种态度。"

5

患者，是医生最终的老师。

吴一龙说："患者提供自己的样本，提供自己的经历，让你去总结规律，作为临床医生，当你认识到这一点时，再去思考医患关系，你对待患者就会有另一种态度。"

如今探索性研究成为吴一龙的主要方向，他肩负着全球最前沿的肿瘤新药在中国的临床试验，手中的这些"代号"是中国中晚期患者的希望。

他说："5 年后，让 60% 肺癌基因突变患者接受最佳靶向药物治疗，让肺癌真正成为慢性病，这是我的梦想和奋斗目标。"

探索性研究需要更多患者来参与，医生和患者是真正的伙伴，医生贡献智慧和青春，而患者贡献自己的身体。

对此，作为医生的吴一龙，更加感觉到患者的伟大，因为在这些研究背后，医生也许功成名就，也许一事无成；而患者也许能从中受益，生命得以延长，但也许什么都得不到。

这样的领悟，吴一龙也是摸索了很长时间。年轻时，他也曾年轻气盛地冲患者拍桌子大骂。那时候，刚毕业没几年，不知天高地厚，有位患者天天纠缠他，指责他这个没做好、那个没做好。吴一龙气得一拍桌子："你那么啰唆干什么！"

回忆起来，他笑着说："这是成长的代价，只是取决于你什么时候成长起来。"

慢慢地，他从患者身上学会了很多的东西，除了疾病的诊疗知识，还时刻提醒自己要带着患者的心去看疾病的问题。

·良医都是从一次次医疗失误中走出来的，医疗也是在一次次失误的纠正中越来越完善。

他大学毕业没多久时，跟着老师做了一个手术。手术做得很好，但当天晚上，这个患者情况不太好，吴一龙一直守到晚上 11 点，回去之前，他帮患者拍背把痰咳了出来，然后觉得应该不会有什么问题了，就下班回家了。但是，患者第二天还是被一口痰憋住死亡了。

这个病例让吴一龙一直留有刻骨铭心的遗憾。他说，自己下班之前虽然帮患者处理了咳痰，但这只是治了标，而没有对产生这口痰的根本原因进行处理，结果后来又产生了痰，患者咳不出来而被憋死了。其实，当时如果能给患者做一个支气管纤维镜，把整个气道处理干净，也许他能活下来。但在 20 世纪 80 年代初，病房条件不好，没有纤维支气管镜。

经历了这个病例，当吴一龙成为管理者之后，要求凡是有胸外科的地方，病房必须配备纤维支气管镜，以避免再出现患者被一口痰憋死的教训。

一将功成万骨枯。良医都是从一次次医疗失误中走出来的，医疗也是在一次次失误的纠正中越来越完善。

他说，当医生给患者拟定一个治疗决策时，如果不充分了解他的家庭背景、社会支持的情况，也是无法给患者最佳医治的。

"比如面对离异家庭，家庭是一种残破的状态，可能在经济、心理上的支持都会有缺乏，患者又遭遇疾病打击，如医生再对患者进行治疗时无可避免地带来身体上的打击，可能就会让患者陷入更大的困境。所以，医生必须设身处地地考虑患者的情况，这就是向患者学习。"吴一龙说。

渐渐地，在长时间的接触中，医生和患者成了朋友。

以前，我经常说，搞肺癌的人，我们的朋友都只有半年到一年，因为存活时间不长。现在医学的发展，各种治疗手段、药物越来越多，做朋友的时间也越来越长。

　　现在很多人觉得我有距离感，其实我是有意识的，不能和患者走得太近。我们对患者要像朋友一样赤诚，但不能投入太多感情，因为感情会左右我们的医疗判断，会患得患失，会承受不了一次次对朋友的生命无能为力的打击。

　　所以，很多患者会觉得医生冷酷无情，其实他们不知道，面对病情时，我们必须要保持头脑冷静，才能尽可能做出正确的判断。

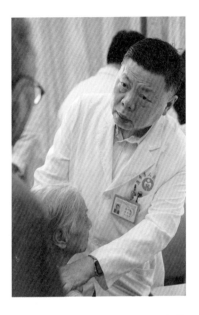

　　医学是遗憾的艺术，永远没有完美。吴一龙说："我永远会觉得我应该做得更好。"

　　许多人一直在争论，医学和科学的关系。吴一龙说，医学是科学，医疗是艺术。医学绝对是一门非常遵循严谨逻辑的科学，而医疗有科学的成分，更有艺术的成分。

　　"没有人文的科学是残缺的科学，没有科学的人文是残缺的人文。理性和关怀是医学最重要的支撑，缺少了任何一个，医学都无法真正飞翔。"吴一龙说。

对话·吴一龙

▽ 戴　戴·中国的医生缺的是什么样的人文？

▲ 吴一龙·对这个问题，我是有很深刻的反思的。中国在整个教育上，几

十年下来，在某些方面是很失败的。我们中国医生缺的东西很多是体系造成的，我们国家从 1949 年来，大大小小的运动不断，几十年下来已经把人与人之间的关系扭曲到敌对的状态。我们每个人，人与人之间都是彼此提防，这导致中国不仅是医疗行业，而是全社会都是如此。所以，在这样的社会大环境下，单纯对医疗行业强调增强人与人之间的信任，是很难的。

我人生观形成最重要的时期，我正好在德国，在那里，我看到了博爱，深刻体会到人与人之间应该是怎样一种关系。所以，今天让我最痛心的就是这个，人人设防。

在这样的一个环境里，我们的医生要成长，需要比那些有信仰的国家付出更多的代价和努力。那些用仇恨培养出来的人，能带来人与人之间的爱吗？

前几天在飞机上看到一部电影，是讲记者如何揭发猥亵儿童罪犯的，他们在巨大的压力甚至生命受到威胁的情况下，依然坚定地要将恶行揭发出来，他们唯一的信仰就是让这个社会变得更美好。我想，如果我们医学、科学研究者，能够在科学研究中坚持自己的信仰，这个社会也会变得更加美好。

现在的医生应该怎样培养？我觉得必须从根本的人性去塑造。

这份职业的崇高在于，我们面对的是人，是生命，一定要保持这份敬畏感。人性，是最重要的东西，人性里必须有博爱，这种爱是从细节里自然流露的。

中国医生缺乏的就是这些，这个大环境里培养出来的一部分医生很功利，同时，在这种功利的大环境下，要成为一个好医生会付出很多的代价。

我深刻体会到，真正的好医生，需要在这个环境里能保持一颗纯朴的心。当收入可以满足生活时，就应该去做一些对人类有一点点益处的事，而不是总想要赚更多钱。

我现在最反感的就是人家对我说：开展这个技术，这个技术很赚钱。医疗这个行业不应该是这样的。

我们国家很多人的确是从一穷二白变成了暴发户。但是培养一个绅士，需要三代人。医生需要有贵族心态，这是一种精神追求。对于这一点，我做了几十年医生，已经60岁了，身上还有很多问题，我也还在修炼中。

要让目前的医疗系统得到真正的改变，不是一朝一夕的，要在医学院的开始阶段，就要去寻找一批有博爱之心的人，着重在人性上的挑选，在这个基础上慢慢去培养。然后在他们成为医生之后，在工作中始终灌输这种博爱的情怀，对物质的追求到一定程度就要适可而止，更多是要精神上的追求。

如果能做到这一点，人文的东西自然而然就出来了。但这个过程，需要时间，绝不是靠红头文件式的行政命令就能改变。

记者手记

在第一次见到他之前，就已经听说，我将面对一位医学人文大师级的医生。当我跟着他一起出完门诊、查房、病例讨论，到第三天上午，在他办公室专访完，我深深被他的反思精神所打动。

反思精神，无论是对社会、集体还是个人，都是非常艰难的。因为指责是针对别人，而反思是针对自我。

反思，是直面自己的错误，不找借口，不推诿，但只有这样对创口彻底地消毒清理，不留一点侥幸的细菌，才能真正愈合。

前面关于医生与人性的话题，与其说是与吴一龙对话，其实现实的情况就是如此。不知不觉，就是开着录音笔，我坐在他对面，完全沉浸于他作为医生对这个问题深刻的反思中。

而我，已不能同意得更多了。

一年后再次翻看对吴一龙教授的专访录音记录，感动依然，敬佩更深。

在之前的联系中，我告诉吴一龙教授专访大约需要 1~2 个小时。当天的专访聊了近 2 个小时，他始终保持着微笑、从容，直到最后向我确认：你还有什么想问的吗？

整个专访中安静得连一个电话、手机铃声都没响，当我拉开办公室的门，外面已经站满了人。

就像他出门诊，从早上第一个患者到中午结束时看完最后一个患者，4 个小时，他的态度永远不变。他说："我总结过，如果一个医生看病时头一个小时态度非常好，那么这个医生还不错；如果到第二个小时，态度还是很好，说明已经具有一定修养；如果看了 4 个小时，态度还很好，说明已经修炼得很好了；而如果看到最后一个患者态度还这么好，说明这个医生已经修炼得炉火纯青了。因为做一件事时，人在生理上的疲劳感会随着时间而逐渐上升，2 个小时之后生理上就会觉得非常疲劳，不耐烦、烦躁的情绪就会出来，这时如能有意识地用意志力去压制内心的烦躁，一如既往地保持好的态度，这就是修炼。"

他不仅是一个非常擅于总结的人，而且还很擅于找解决办法。每次出门诊要"打疲劳战"那天，他是不吃早餐的，因为当糖代谢出来后，很容易引起心情的烦躁。"不过，这不能向我学，我的作息习惯不好，一般都是半夜一两点才睡，所以早上起来是没胃口的，我知道这样不好，但没办法改。"

如果一名医生人文素养非常好的话，他的整个临床和研究事业，都会被带上一个新台阶。

对此，吴一龙深有体会，且深信不疑。

徐兵河

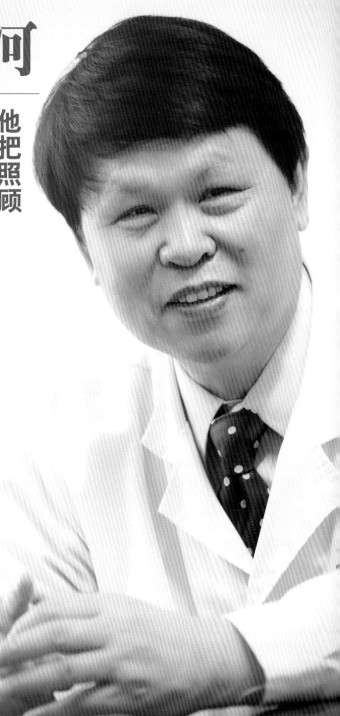

他把照顾晚期乳腺癌患者当『特权』

中国医学科学院肿瘤医院内科主任

国家药物临床试验机构副主任

中国抗癌协会乳腺癌专业委员会主任委员

专业特长

乳腺癌的综合治疗和个体化治疗

抗肿瘤新药的临床研究

在她们生命中最动荡、最恐惧，甚至绝望到想要放弃的时候，他是她们最后的希望和依靠。

他的工作主要和女人打交道，在她们生命中最动荡、最恐惧，甚至绝望到想要放弃的时候，他是她们最后的希望和依靠。

他是徐兵河，我国最著名的乳腺癌专家之一。

如今，乳腺癌"曝光率"极高，不仅是女性发病率最高的"第一杀手"，又与尊严、爱情、性、婚姻交织在一起。徐兵河教授作为国内最权威的乳腺癌专家之一，一直是媒体和患者的焦点。

徐兵河教授最耀眼的成就，一是对晚期难治性乳腺癌提出了适合中国国情的有效方案，显著延长了患者的生存期，并参与国际晚期乳腺癌专家共识的制定。

另一个则是肿瘤新药的临床研究，他是我国最早开展肿瘤耐药性研究的学者之一，主持了40多项国内外最主要的治疗乳腺癌新药的临床研究，并在多项国际多中心临床研究中担任总负责人。

这位在专业领域里光芒四射的大专家，在简陋的内科楼走廊里遇到，却让你感觉像一位邻家兄长，朴实而亲切。而接下来几日的采访，门诊、查房、专访，一起吃食堂聊天，更是"遇见"了他从医的纯粹。

遇见·徐兵河
他把照顾晚期乳腺癌患者当"特权"

癌症，是"众病之王"，治愈，是人类的心愿。

1

暖男，是指像煦日阳光那样，能给人温暖感觉的男子。

女人常常是敏感而脆弱的，于是上帝让这样的男子成为医生，进入她们生命中最绝望的日子里，去帮助和安慰她们，并带来希望。

周四上午，徐兵河的特需门诊，来了一位替家人问诊的年轻女子，患者乳腺癌术后复发，肝、肺及全身骨转移，而且对大部分化疗药物都不敏感。她小心翼翼地问还能活多久，徐兵河说："1年。""1年？！"她情绪失控地低声喊了出来，瞬间泪流满面。徐兵河说："别害怕，这只是平均时间，每个人都不一样，经过治疗，也有很多跟了我们很长时间的人。"

一番安慰之后，徐兵河把她交给了对面的助手开药，然后全神贯注地投入下一名患者的诊治中。就在他起身查体时，再次注意到她，安静地等在助手身边默默流泪，徐兵河忍不住再次安慰："1年是不治疗的情况下，现在医学发达，很多人也能存活很久。"

每一个医生都希望治疗早期肿瘤患者，因为治疗效果好。但即使是早期患者，也有不少可能会发生复发和转移，而一旦出现复发和转移，治疗的效果就很差，治疗的难度也会显著增加。

很多别人"没办法"的患者，在徐兵河这里总能找到办法，所以，很多医生会告诉患者："你去找徐教授，他没办法的话那就是真的没办法了。"慢慢的，徐兵河诊室里，晚期患者越来越多。

几年前，一个东北的患者，当地医生预计的生存期只有三四个月，家人甚至准备买墓地了，后来千方百计挂到了徐兵河的号，一下子就兴奋了，买墓地的事也暂缓了。果然，这位患者，至今还在徐兵河这里定期复诊。

这样的患者，徐兵河推不掉，也不忍推掉。他说："她们来找你，你如果推掉她，她最后一线希望就没有了。"

"当然我们也会跟患者说清楚，我们也不是神仙，只是我们在治疗晚期乳腺癌方面比其他地方经验多一些。总还是要给患者一些希望，一点希望没有，

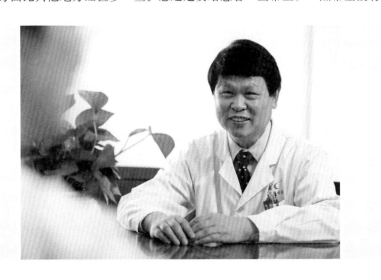

那就是彻底绝望了。"他说。

二十多年来，在无数女人生命中扮演这种角色的徐兵河，心越来越软。

治疗晚期肿瘤患者的医生，很累，心理压力也很大。一上午门诊，徐兵河在一口水都不喝的情况下，也看不完 20 个患者，平均每个人都要 15~20 分钟。"一堆片子，一堆病历资料，患者也常常描述不清楚，医生必须慢慢看资料，所以很花时间，不仔细看是很难找到那个细微的治疗机会的。"他说。

患者递过来的每一张片子、检查单，他都会看；患者记在本子上满满一页的所有问题，他都会耐心地回答。这对患者也是一种极大的安慰，在患者看来，如果医生听到自己说的每一句话，看了每一份资料，回答每一个问题，就会对医生产生极强的信任感，因为他们能感受到自己被重视。

徐兵河说："对患者，医生要有耐心，要擅于沟通，这是特别重要的，如果医生见什么都烦、对患者爱答不理那怎么行。"

一名合格的暖男，需要具备三种特征，一是任劳任怨，二是能翻译出女人内心深层次的想法，三是给人安全感且有主见，关键时候把握方向。

但作为医生，光心软还不够，医疗技术是硬功夫。

2

最好的医生似乎对疾病有第六感，他们能感受它的存在，知道它在哪里。在任何知性过程中还不能对之定义、分类，并在用语言描述之前，就能感知它的严重性。患者对于医生的感觉也是相同的：能感到他的专注、机警和严阵以待；知道他的情怀。

这是迈克尔·拉克姆 1993 年在《内科学年鉴》中所写。

好医生的"第六感"，往往是建立在对疾病鉴别诊断的深厚经验上。个体化治疗，就是这种能力的集中体现，需要对每个人的情况仔细分析之后，像福尔摩斯破案一样，从细微处找到突破口。一旦找到突破口，各种错综复杂的问题就会像倒下的多米诺骨牌一样得以解决，使生命得以延续，5 年，10年，甚至 20 年。

个体化治疗正是徐兵河的长项，他曾在美国学习两年半，1993 年回国之后，申请第一个国家"十五"攻关课题，就是个体化治疗。

从徐兵河的言谈中，你会深刻感受到什么是"细节为王"。对晚期肿瘤患者进行个体化治疗时，细节就是生命。

一位患者被 B 超医生确诊为乳腺癌晚期，肝、肺转移，大量腹水，黄疸非常严重。不治疗，生存期不到 1 个月；而治疗，又根本无法用药，因为肝脏无法解毒，用药反而会中毒而死。

徐兵河对病情仔细分析后发现，她黄疸严重的原因，不是弥漫性肿瘤把细小胆道堵塞，而是一个大肿瘤把总胆管挤扁了。于是，他请介入科医生做支架把胆管撑开，胆汁引流出来，黄疸很快就消退，肝脏恢复功能也就可以用药了。随着她的身体逐渐好转，徐兵河从单一用药到强化治疗，肿瘤慢慢缩小，最后竟然完全消失，并回到了工作中，高质量地存活了四五年。

这样的"奇迹"在徐兵河这里时有发生，但每一个"奇迹"的创造过程都

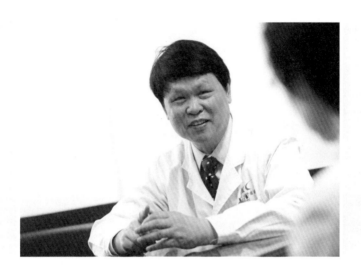

不一样，这正是个体化治疗的魅力和难度。这对肿瘤医生是一种考验，需要极丰富的经验，更需要胆大细心，有时还要打破常规，才能为几乎穷尽所有药物的晚期患者，找到可治疗的窗口。

有一次查房中讨论的两个病例，也是关键在细节。

一个是年仅 30 岁的患者，很多医生认为是个很早期的肿瘤患者，按常规来说手术切了就行，不需要再做化疗。但对这个患者的各种指标进行仔细分析后，徐兵河认为这个患者不仅需要化疗，还要密集地接受化学治疗。"因为她的情况表象看着很简单，但本质是恶性的肿瘤，这种肿瘤我们见过很多，手术后一两年就可能出现转移。而且一旦出现问题情况就会特别差，很快就会死亡。"徐兵河说。对这类患者，医生一定要格外小心，不放过任何一个细节。

徐兵河说："很多问题就是出在细节上，我们以前也碰到过，这都是有教训的，医生如果不善于学习就会走很多弯路。"

第二个患者受体是阴性的，Her-2 阳性。常规治疗时需要用抗 Her-2 的药物，但是这个药对心脏有影响，而患者心脏有问题。像这样治疗中的左右为难，如何找到其中的平衡点，让患者受益最大化，是最考验医生的决断力和细心程度，也需要冒极大的风险。

徐兵河说："从事肿瘤专科医生时间久了之后，对其他学科的知识容易生疏或了解很浅，如果对冠心病不熟悉，对抗凝药物不熟悉，对糖尿病不熟悉，你就不会想到这一点，一旦出问题，又没有预案，抢救都来不及。"

千里江堤毁于蚁穴，每一个患者的病情都是千变万化的，很多医生发生医疗纠纷，常常就出在细节上。因为，一般来说，医疗上大的方面都容易注意到，往往是在细节的关注和把控上容易疏忽而造成严重后果。

"在患者堆里混"也是为了发现细节，这也必须要花足够多的时间，同时要具备很强的观察力。

患者是医生最好的老师，医生能从患者身上学到很多的东西。我们年轻的时候真的是"泡"在病房，晚上都还要查房。你不和患者聊，就不知道患者的感受。很多药物的副作用可能是教科书上没有提及的，只有通过和患者慢慢聊出来。

比如一些化疗药物带来的"手足综合征"，典型表现为皮肤黑，有时候可能因为皮肤溃烂了容易被发现，但有些患者可能只是指甲下有一点点黑斑，或者指甲跷起来，不仔细观察，你是看不出来的。某种药物，国外报道"手足综合征"发生率很高，而我们国家曾有人得出结论说，中国乳腺癌患者用这个药，手足综合征的发生率明显低于国外。真的不高吗？我看到病例上没写这个，就让学生重新去问，一问一个准。所以，不是我们的发生率低，而是很多医生没这个意识，不问、不观察、不总结。类似的情况还有很多，都说"明显低于国外"，其实哪里是低于国外，而是你根本没问、没写，导致有些文章的结论是不准确的，甚至是错误的。

3

给患者诊断病情时，细节是决定生死的关键；培养未来的医生、研究者，细节也是他们成才的关键，优秀与平庸的差距，往往就在对待细节的态度上。

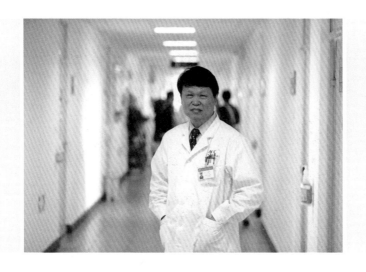

我问徐兵河："您会发脾气吗？"

他说："会啊，而且很厉害。"

学生没时间概念，老师交待的工作、课题，到点没完成，他会很生气；该定期复诊观察的患者，"尤其是有些患者治疗中有副作用时，我想看看患者有没有恢复，我会记得很清楚，到时间就会等着。"患者到点没来，如果是下级医生没有通知到或提醒，徐兵河会把学生骂到哭为止，只为了让他们牢牢记住：漫漫行医路，患者安全无小事。

学生眼里没活，换白大衣时，老师在衣堆里一件件费劲地翻，学生却在一边无所事事地站着，他会生气："这看起来是一件小事，但是一种尊师意识，我可以原谅你，但未来别人就未必会原谅你了。"

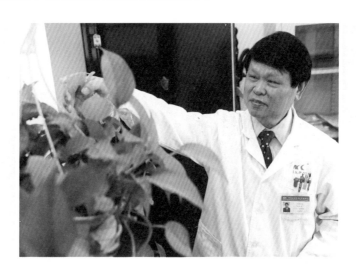

·"很多患者说哪天找我来看过，我随手一翻就能找到她，5年前的、10年前的记录，我都能从本子上翻出来。"

开学术研讨会时，盒饭来了，年轻医生坐着不动，还要老教授给他们分饭、端饭。一次两次如此，到第三次，徐兵河生气了："你们在家里怎么样娇生惯养，怎样对待父母对待长辈我不管，但不能带到工作中来。"

他对学生生气，是因为"专业如何一时半会儿看不出来，但为人处事一看就看出来了。有些学生很勤快，老师交待的事很少推掉；而有些学生8小时之外的事都不干，这是不对的。有前途的医生，除了刻苦勤奋外，情商都很高。"

而更让他生气的是，查房时，教授们围坐在桌前讨论得热火朝天，分析病情寻找"蛛丝马迹"破案。有些年轻医生却坐在一边心不在焉，不参与讨论，也不记录，听完就完了。徐兵河看到会很生气，但更着急："医生能力的高低，往往就在对每一个病例的细节处理上，这就是经验，你听完记住了就学到了。"

"我碰到过一些医生，十年二十年都没什么长进，这就说明他不适合当医生，这和他不善于思考、不关注细节有关，大大咧咧，不看书也不学习。所以同时期毕业的学生，为什么有些人可以脱颖而出，就是在于思考、总结、分析上的不同。"徐兵河说。

徐兵河有一个习惯，这是从北京协和医院消化科前辈张孝骞教授那学来的——用本子记录病例，老一辈的医生几乎一生都保持着这个习惯，这对医生来说是一种最有效的学习技巧。

徐兵河在协和读研、转科时，就把上级医生查房或平时讲的病例一一记下来，学而时习之，下次再遇到同样的问题，就知道怎么办了。直到现在，他门诊、查房，都还会带着一个厚厚的本子，仔细记录每一位患者的情况。这是医

·有些人的路是自己的选择，而有些人却是被选择。徐兵河属于后者，他注定是名医生。

生的一个宝库，学生写论文时或者患者找来时，他都能从本子里找到对应的信息。"很多患者说哪天找我来看过，我随手一翻就能找到她，5年前的、10年前的记录，我都能从本子上翻出来。"他说。

这种学习技巧，慢慢就内化成为一种能力，而且是优秀医生必须具备的能力。医学是人文科学，治疗时需要缜密的思考、严谨的科学性。医学又是经验的科学，必须要有经验积累。"为什么有些医生越当越好，就是在于善于学习、善于总结经验。"他说。

4

有些人的路是自己的选择，而有些人却是被选择。徐兵河属于后者，他注定是名医生。

他是现今中国最著名的肿瘤内科医生之一，并在2013年时成为首个代表亚洲参加制定国际晚期乳腺癌共识指南的专家。而当初他学医是"被调剂"的，选择肿瘤是"被挑剩"的。

作为"文革"时期的高中生，徐兵河也曾有过参军梦。在"文革"后第一届高考中，他成绩优异一心想参军，所以填报的志愿都是与国防建设有关。但政审没通过，只能"服从分配"去学医。

被迫学医，提不起兴趣，徐兵河开始混日子，期末考试成绩把他一棒子打醒——他从优等生变成了差等生。为了挽回脸面，他开始发奋学习，最终以全校第二的成绩毕业，却还是颇费周折才留校。

毕业分配科室时，内、外、妇、儿等"主流"科室都被别人挑走了，只剩下一个不"招人待见"的肿瘤科。因为，在1982年左右，肿瘤在全世界都没什么好的治疗方法，没人愿意主动去肿瘤科。领导就来动员徐兵河，"肿瘤内科的'希望'就寄托在你的身上。"于是好脾气的徐兵河就成了一名肿瘤内科医生。

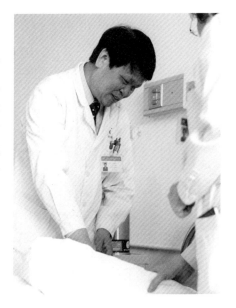

谁也不曾想到，没过几年，这个"冷门"专业就沸腾了——铂类、紫杉醇类化疗药物被发明，肿瘤领域出现翻天覆地的变化，不仅肿瘤患者的生命被大大延长，专业的热度也越来越高。在随后三十年里，科学的进步，肿瘤已成为世界公认的慢性病。

1984年，徐兵河考入中国协和医科大学研究生，师从我国著名临床肿瘤学专家孙燕院士，在孙燕院士身边的几年学习经历是他成长的关键，终身受益。老师的格局和远见，从他在20世纪80年代中期对学生的三项基本要求就可见一斑：一名医生要站在国际的舞台上，一要会电脑，这是获得信息的技能；二要学好英语，这是良好交流的技能；三要会开车。

就像当年毕业分配选专业时不争一样，徐兵河1993年10月从美国回来时，正赶上肿瘤内部分专业，肺癌、淋巴瘤、消化道肿瘤等都很热

·真正的暖，是将坎坷化为内在能量，驱动自己，再化作同理心，温暖别人。他把照顾晚期癌症患者当作是一种"巨大的特权"。

门，他也不争，因为他的兴趣在乳腺癌，这是他在美国两年进修一直研究的领域。

乳腺癌在美国可是个热门专业，不仅因为高发，还因为事关女性健康，而保护妇女权益是许多政客、媒体最加分的项目，因此乳腺癌研究经费很充足，研究成果也很丰富。

徐兵河 1991 年赴美国迈阿密大学医学院学习时，他的老板就是乳腺癌专家。刚去时，徐兵河英语不好，偏偏老板又是印度裔，两人谁也听不懂谁讲话。当时中国临床医生的实验水平很低，实验室里许多设备徐兵河甚至见都没见过，他实验做得很不好，于是老板每次都在身边盯得他心里发慌，越紧张就越不会做。

徐兵河只好趁老板下班后，自己拼命学习做实验，半年之后，他就得心应手了，成为老板名下中国留学生里发表论文最多的，并给老板在基础研究分数最高的杂志 Cancer Research 上发了第一篇文章。老板对他极为赏识并极力挽留，但他还是选择了回国。

成功的人，在哪里都能干得出色。回到国内后，徐兵河很快就在国内的乳腺癌领域崭露头角。2000 年之后，他的号成为医院最抢手的专家号。

　　当时我听保卫处的说，我的号被炒得很热，但我没在意。有一个患者，是个领导，在我们这里住院时，早上特意起早去调查这个情况。她刚到门诊挂号处，就围上来一堆号贩子，说："你挂徐兵河的号吗？"还没等她说话，号贩子就说："他的号很难挂的，看你也不容易，3 000 吧。"她就回来告诉我自己调查的结果，她说："你们的号太便宜了，医生 14 块钱的号被号贩子炒到几千块钱，这说明医生的价值被远远贬低了，不符合市场规律，应该涨上去。”

在美国的学习经历极大拓宽了他的视野，其中便包括个体化治疗。在国内还不知何为“个体化治疗”的时候，徐兵河已经申请到第一个十五攻关课题，就是个体化治疗。

如今，他已经在个体化治疗的路上走了二十余年，使晚期难治性乳腺癌患者的生存期得以显著延长。2013 年，他成为第一个代表亚洲参加制定国际晚期乳腺癌共识指南的专家，这不仅是他个人的荣誉，也是国际同行对中国乳腺癌治疗的认可。

5

真正的暖，是将坎坷化为内在能量，驱动自己，再化作同理心，温暖别人。

尽管目前乳腺癌是治愈率最高、生存期最长的癌症之一，大部分患者经过正规治疗可以不受乳腺癌干扰度过一生。但来到徐兵河面前的，就是剩下的那一部分患者——复发转移和在其他地方治疗效果不好的。

于是，他把照顾晚期癌症患者当作是一种“巨大的特权”。

曾有一个刚大学毕业 22 岁的姑娘，得了乳腺癌，这么年轻得乳腺癌非常罕见。她的病房就在徐兵河办公室隔壁，女孩焦虑得几近崩溃，常常连门都不敲就推开徐教授的办公室，说：“徐老师，我是不是活不了一两年，我不想死。”过一会儿，她又推门进来，说：“我看书了，我已经淋巴结转移，我这么年轻，肯定是预后不好。"化疗反应大，她也会推门进来……住院3个月，每天都无数次推门进来，每次，徐兵河都放下手中的工作耐心地劝慰。幸运的是，这个孩子治疗的效果不错，后来还结婚了，十几年来，每年都给徐兵河寄她自己做的小工艺品。

由于相对于其他肿瘤来说，乳腺癌生存时间较长，这过程中患者的焦虑是非常微妙的。徐兵河说："我的很多患者，嘱咐她3~4个月来复查，来复查前1个月她就开始睡不着觉，等检查结果出来后，她高高兴兴回去，又能好2~3个月，但下次复查前又担心，就这样一直处于对疾病疗效和复发的恐惧中。"

她们不仅恐惧乳腺癌带来的死亡，还由于乳房是女性重要的性器官，疾病会伴随失去女性尊严、婚姻触礁的心理压力，徐兵河不仅要治疗她们的身体，还要"治疗"她们的婚姻。医生在治疗女性乳腺癌的过程中，丈夫的配合也很重要。

徐兵河说："你的患者坐在你的面前，接受着你的诊治，那不仅仅是个躯体，还包括她的家庭、工作、朋友、情绪等，都需要得到你的照顾。"

他会告诉患者，过了治疗期，可以正常怀孕生孩子，且不会影响孩子发育。而且，治疗结束之后，要去上班，要把自己当正常人，要回归社会，只是不要过于劳累。

虽然男儿有泪不轻弹，但面对大量晚期乳腺癌的患者，你再竭尽全力，也常感无能为力。

最让徐兵河难过的是遇到年轻的乳腺癌患者，她们像花一样刚刚开放就要凋谢了，"尤其你预知她的愈后不好时就更伤心，患者流泪你也会跟着流泪，很悲伤的。"徐兵河记得，一个 20 多岁女孩，是家里的独生女儿，他一想到这个女孩很快就不行了，她的父母怎么办？徐兵河自己也是一名父亲，很容易就走进这样的角色里。

一名肿瘤医生，对一个人、一个家庭的影响是惊人的，有能力帮助别人更是一次很强烈的体验。徐兵河珍惜这种体验和"特权"，这是天生的暖男。

记者手记

第一次采访徐兵河时，内科楼一通好找，绕着那一围平房转了两圈，找不到像病房的入口。终于按保安指示进了楼，徐兵河教授的办公室在小二楼的一角。这里空间狭窄到就连楼梯的靠墙侧都立着文件柜。

徐兵河笑着说："老楼的条件太差，有时候有外国客人，我们都不好意思带来，来过的人都说，你们医院这么有名，科室这么有名，病房怎么这么差。"

再见到他时，办公室已搬到了综合楼 6 层。虽然比之前有所改善，但依然属于老旧之列。

在这里，你很难想象，这是一位世界著名乳腺癌专家的办公室。"斯是陋室，惟吾德馨。"也许正是没有外界浮华的干扰，徐兵河才能够更加专注地研究肿瘤、研究新药，给晚期乳腺癌患者划那条生命的延长线。

都说徐兵河脾气好，但他说起肿瘤的治疗是这样的：

要密集打，不能让它有抬头的机会，打完一次，不等它抬头，又打一次，不断打击。因为一旦让它抬头，它适应了之后，对任何治疗都不会很敏感，就会产生抗药性。肿瘤也和人的进化是一样的，它也在不断适应你打击的环境，最后有些肿瘤甚至把药当'营养'了，你越打它长得越好，所以有些肿瘤越打长得越疯。物种，包括肿瘤适应能力很强，所以要么一棍子将它打死，要么就别打。

他告诉大家："即使是早期的乳腺癌也不要大意，要接受合理的规范化治疗。一旦出现复发和转移，也不要轻言放弃，要第一时间到正规的医院，找肿瘤专科医生，特别是肿瘤内科医生就诊。"

周彩存

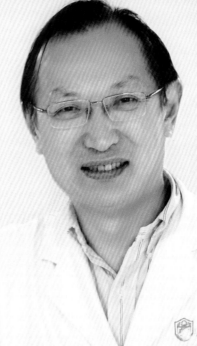

★

一位肺癌医生的

软实力和硬实力

同济大学附属上海市肺科医院肿瘤科主任
同济大学医学院肺部肿瘤研究所所长
同济大学医学院肿瘤学系主任

专业特长
胸部肿瘤尤其是肺癌的早期
诊断、综合治疗、
生物靶向治疗和个体化治疗

他是拥有 19 项国际、国内多中心注册临床试验的 PI，靠自己的硬实力确立专业学术江湖地位。

有人说：让别人舒服，是一种软实力。

那天早上 8 点，当我推开诊室门，他微笑着递来一杯咖啡——第一次见面，扑面而来的细致和体贴，正是让人舒服的软实力。

确立专业学术江湖地位，要靠硬实力。

2008 年，有一场"赛跑"，日本医生跑了 3 年，欧洲医生跑了 4 年，而中国医生则只花了 11 个月就跑到了终点并设下"路标"。从此，当这类患者生命走到这个路口时，这个"路标"就会告诉他和他的医生接下来该怎么走。

这是中国的医生和患者对世界的贡献，牵头这场临床研究"赛跑"的医生就是周彩存教授，同济大学附属上海市肺科医院肿瘤科主任、同济大学医学院肺部肿瘤研究所所长、同济大学医学院肿瘤学系主任。

这项研究，证明了一种治疗方法和一种疾病管理方法，能够使一大类晚期非小细胞肺癌患者的生命大大延长，研究结果写入了美国和欧洲的晚期肺癌治疗指南，这是第一个由中国研究者主持且在中国人群中开展的被写入美国和欧洲肺癌诊疗指南的临床研究。

遇见·周彩存
一位肺癌医生的软实力和硬实力

癌症，是"众病之王"，治愈，是人类的心愿。

1

如果说手术室是展示外科医生掌控世界的能力，那么，诊室就是内科医生掌控人生的舞台。

周彩存教授的门诊很少让学生帮忙，一上午，近50位患者，加上陪同家属一百多人，问病史、看片、查体、诊断、电脑写病历、开单、打印、解释病情、叮嘱注意事项，他一个人全搞定。

对公立医院的著名专家来说，忙，不意外，重点是，这么忙，还能有咖啡，有茶，有表扬，有幽默，有安慰，还有，教我这个外行看胸片。

用专业硬实力给患者解决问题，用软实力不造成任何压力和负面感受，最后的结果就是信任。

一对老夫妻一坐下就语弹连发，从语速就可以听出焦虑。原来老先生CT片上发现肺部有长着毛刺的结节，肿瘤指标癌胚抗原（CEA）也比正常值高出数倍。家人想肯定是肺癌了，到处打听怎么治。

儿子从肺癌病友那里听说有种靶向药物效果奇佳，马上买了2瓶给父亲吃。吃了一个多月，CEA还真降到正常水平了，毛刺也没了。接下来，这药还要不要继续吃？他们这才想起来问医生。

在周彩存教授看来，老先生是不是确诊肺癌，得了什么类型肺癌，有没有基因突变，应该怎么治疗，这一系列应该由肿瘤专科医生寻找答案、拟定治疗方案的问题，他们似乎都直接跳过去了。

病没诊断清楚就"盲吃"药，是肿瘤医生最头疼的问题之一。因为"道高一尺魔高一丈"，不规范的用药，会让狡猾的肿瘤细胞越战越勇，甚至再次变异而更加凶残，这种"耐药性"是肿瘤治疗最大的拦路虎。

但周彩存教授"不舍得"批评他们，因为不希望他们产生不必要的恐慌。他一句"儿子很孝顺"，让老夫妻笑开了花，随后不动声色地把老人拉回到规范治疗的轨道中——从今天开始要跟着医生的思路往下走。

临出门前，老太太又不安地问："这个药吃了不好吧？"周彩存说："没有不好，去做检查，我们先把病查清楚。"老两口安安心心地走了。

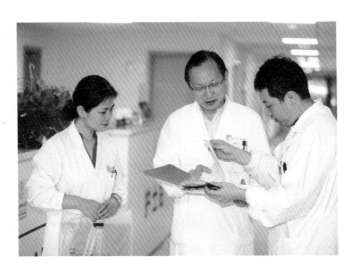

·"就是要让别人感到舒服，
让患者舒服，让学生舒服，
让合作者舒服，那你自然也
会舒服。"

不让患者带着负面情绪离开，在周彩存教授看来，这很重要。他常常起身把他们送到门口，拍拍患者肩膀，再加一句"不要生气哦"。

紧张、恐惧、焦虑还会加速肿瘤的复发或进展，"面对这样的患者，我会内疚，因为不能把他教育好。"他说，"很多患者就是因为医生的一两句安慰的话就坚持下来，所以，我们有好多晚期肺癌的患者活了十多年。"

面对患者的问题，周彩存教授习惯了在自己身上找原因。

对患者来说，信任医生、充分配合是治疗疾病的"良药"。对医生来说，每一个患者的好坏都事关声誉，所以"永远不要把患者当作负担，他们是你的作品。"周彩存教授说，这就是医患间的"win-win（双赢）"。

而且，"如果患者总是不开心，总是生气，就不跟你合作了，你说要这样走，他偏要向那个方向走，病能治好吗？医生能做好吗？"他说。

患者总是各式各样的，获取他们的信任，是医生硬实力和软实力的体现。

2

"开心"是最朴素的情感，却又是做任何事的最高境界。

用这两个字，周彩存教授在自己的诊室、科室、实验室、教室以及同行中，建立起一个又一个的良性循环。

"就是要让别人感到舒服，让患者舒服，让学生舒服，让合作者舒服，那你自然也会舒服。"他说，为别人考虑，其实就是为自己考虑。

2008 年，他牵头发起了一项被称为 OPTIMAL 的临床研究。

这项研究，全国有 23 个研究中心参与，全国范围内的协作，要从所有肺癌患者中挑选出 EGFR 基因突变的患者，随机分成两组，一组用化疗，一组用靶向治疗，观察最终的疗效。

EGFR 基因突变是中国肺癌患者的一大特征，这也是中国医生给世界做出的贡献。周彩存教授牵头的 OPTIMAL，是在分子标志物指导下的个性化研究，要求所有患者都要取组织做病理，做基因检测，工作量极大。每一个研究中心都涉及院内、院外多个部门的协调，还要保证标本在保存和转运过程的安全。

当时，这种研究方法的落实在国内还是第一次，谁都没有经验，工作量又这么大，再加上参与的很多专家都是周彩存教授的前辈、老师，如何做好整个项目的牵头人，对他来说是个很大的挑战。

调动这么多的资源做这么麻烦的事，在当时几乎是不可能完成的任务。"做，再困难也得做，这个时代不这么做怎么行！"吴一龙教授在启动会上给予了非常坚定、强有力的支持，肺癌界的著名教授，如北京的王洁、张树才、刘晓晴教授，天津的王长利教授，上海的陆舜教授，广州的张力、尤长宣教授，江苏的冯继峰教授，黑龙江的陈公琰教授等也都义不容辞地承担起了很多重要的工作。

终于，这群中国医生仅用了 11 个月就跑到终点，而相同的临床研究，提前起跑的欧洲和日本，都落在了后面，分别花了 4 年和 3 年的时间。

在科学界很残酷，只认第一，不认第二，如果你落在别人后面，就很难得到大家的认可。

"做临床研究是大家赛跑，我们为什么能反超呢？"周彩存说，因为协作。

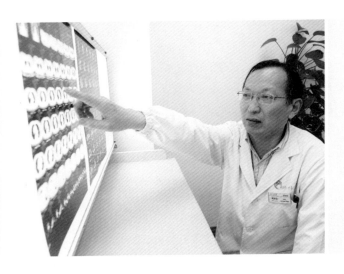

这是一个协作的年代，很难再有个人英雄主义式的成功，这也是中国肺癌界医生的胸怀和团结。

这篇临床研究的论文，周彩存作为第一作者和通讯作者，刊登在 2011 年 8 月的 *Lancet Oncology*（《柳叶刀·肿瘤学》）上，当年的影响因子为 22.6 分，迄今为止仍是中国大陆医生发表的肺癌临床研究论文中高影响因子且大量被引用的论文之一。

因为这项研究，在 2010 年和 2011 年的三大国际肿瘤年会上，周彩存教授作为该研究的牵头人，站在了大会报告的讲台上，让世界聆听中国的声音。

要在国际上有自己的声音，离不开临床试验；要为患者提供最佳的治疗，也离不开临床试验。做科研，需要 Vision（视野）和使命感。医生的视野窄，很难做一个好医生。没有使命感，仅仅把看病作为一个谋生的手段，也很难有

·作为医生，他致力于做好两件事，一是看病，二是研究如何看好病。

动力去做科研。

如今，临床研究是周彩存教授最重要的两项工作之一，他已成为国内最重要的临床研究负责人之一，是 19 项国际、国内多中心注册临床试验的 PI（主要研究者），而参与的临床研究更是多达 41 项。

周彩存教授说："做了有益于患者的临床研究，是我们感觉很开心的一件事。"

作为医生，他致力于做好两件事，一是看病，二是研究如何看好病。做好这两件事，就需要从临床到实验室再回到临床，这样来回穿梭做转化研究，终极目的就是：解决患者的实际问题。

这也是临床医生做科研的意义和使命。

3

每一个让医生无能为力的患者，都是给医生们留下的功课。

几年前，一个刚上高中的小女孩，得了晚期肺癌，孩子很努力，求生欲很强，再痛苦的化疗都坚强地完成，当时所有能用的手段都使用了，最后出现了严重的心包积液，眼看着她就这样没有了。

这个孩子仅仅活了 9 个月。作为一个已经四十多岁的男人，周彩存教授也忍不住掉眼泪，为自己的无能为力，也为她的父母。"这种事情多了以后，自己也慢慢学会坚强起来。"他说。

这样的遗憾每年都会遇到，一个女孩，23 岁，大学刚毕业参加工作，晚期肺癌；一个小女孩护校毕业，22 岁晚期肺癌；还有一个大学生，刚毕业找了份很不错的工作，在银行下的基金公司，眼看着能够改善全家人的经济状况，却得了晚期肺癌。

"医生不能掉太多眼泪，而是要想办法，争取以后再遇到这样的患者，能把他们治好。"周彩存教授说，所以，他一直希望在肺癌的精准治疗方面多做一点事，"如果不能把肺癌精准地治好，就会有更多的患者走掉。"

他说，以前讲精准医疗，现在讲精准发现，早发现尤其对肺癌至关重要，因为早期肺癌可以手术切除，甚至可以实现临床治愈。

因此，肺癌早期诊断是他目前一个重要的研究方向。对于肺癌筛查，目前已明确低剂量螺旋 CT 检查可以降低肺癌的总体死亡率，但也存在假阳性高且有辐射的问题。因此，为低剂量螺旋 CT 寻找合适的筛查"伴侣"，即联合血清标记物进行肺癌筛查成为研究的新热点。

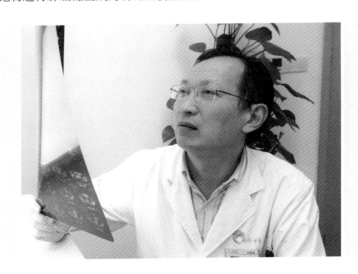

·医生不能掉太多眼泪，而是要想办法，争取以后再遇到这样的患者时能把他们治好。

出于对患者的关爱，周彩存教授发起了这样的多中心临床研究。他说，肺部查出结节的人会有很大的心理压力，甚至产生莫名的恐慌，直接影响正常生活。而实际上，在 CT 查出肺部结节的人中，仅 40% 经确认是肺癌。所以，如果能找到一种方法把真正罹患肺癌的人检测出来，那其他不是癌的肺部结节人群就可以从心理上得到解脱。

目前肿瘤治疗领域的"明星"当属免疫治疗，而其中 PD-1/PD-L1 抑制剂则最为"星光璀璨"，目前在国外已证实了其对许多瘤种有奇效。其中，对于在美国前总统卡特身上产生奇效的 PD-1 抑制剂派姆单抗（Pembrolizumb，KEYTRUDA），周彩存教授担任着其在中国肺癌领域二线治疗临床试验的 PI，研究其对化疗失败的中国晚期肺癌患者会起到什么样的效果。

从目前的研究结果来看，靶向药物适用于有对应基因突变的患者，主要集中在不吸烟的患者人群，而免疫疗法则对吸烟的患者效果较为明显。

周彩存教授说："肺癌的免疫治疗在二线治疗的证据最充足，将来一部分患者可以用靶向药物治疗，剩下的都可以用免疫治疗，这又将让很大的患者人群可以获益。"

这些正是临床研究对他来说最大的魅力所在——医生最大的成就感，就是看着患者被治愈或者生命得以更长的延续。

4

一个人医术高超可以挽救一小部分患者。

在科室建立一个规范的诊疗流程和质控标准，则可以挽救一批患者。

而证实一种治疗和疾病管理方法，就可以更大范围地挽救一类患者。

如今管理着一个专病医院的肿瘤科，担任研究所所长、医学院肿瘤学系主任的周彩存教授笑称自己是上海的"打工者"。

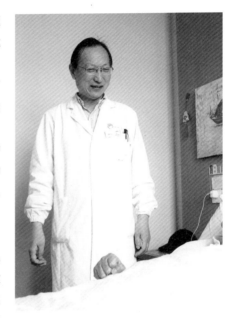

1998年来上海之前，周彩存已是安徽当地小有名气的呼吸科副教授、研究生导师。当时主要以研究呼吸疾病为主，却对肺癌产生了浓厚的兴趣，1990年和1994年曾两次获得世川医学奖学金在日本国立东京病院研修。

他在安徽工作时发现，诊断出的很多肺癌患者都没消息了，原来是因为家里太穷而放弃了治疗。"我当时觉得随着工业化快速发展，中国的肺癌发病人群会越来越多，所以我一定要找一个地方做肺癌。"

1998年上海市肺科医院在全国招聘医生，周彩存投了份简历，就来到了上海专注研究肺癌，当年38岁。

在我第一天赶往医院采访时，一大早打上车，司机听说我去肺科医院，满脸关爱地问："去看病吗？"我顺便问他："上海哪里看肺癌好？"他扶着方向盘的手马上竖个大拇指说："就是你要去的地方，所以你一说去那里，我都没多说。"出租车司机是了解一个城市最微观的窗口。

但18年前，这家医院肿瘤科150张床连患者都收不满，一到夏天甚至会空一大半。面对这样的状况，周彩存在科里干了两件事。

第一件事是花了半年时间，设计了一个高效率、高诊疗质量的流程。每个医生都在流程里的某个位置，任何一环掉链子都会影响整个流程。这个严丝合缝的流程，就像一台精密的机器，一旦成熟，就会快速运转。

内科医生是"君子"，动口不动手，但这里的肿瘤内科医生，都是"上得了厅堂，下得了厨房"。他们会问病史，会读片子，会做支气管镜，会穿刺取组织，会操作内镜下超声引导穿刺；还会做转化研究，懂标本保存，会做

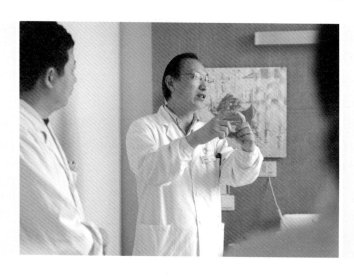

· 内科医生是"君子",动口
不动手,但这里的肿瘤内科
医生,都是"上得了厅堂,
下得了厨房"。

检测……

这也是缘于周彩存对流程的理解——如果流程效率高,患者的病情不会被延误,对医生的信任也不会在等待中被消耗殆尽。所以他要求年轻医生自力更生,患者收治住院后,4 天内必须把治疗前的诊断都搞清楚,包括病理和分子诊断等,然后把精准的治疗方案跟上。

第二件事是花了 3 年时间,每周三带着所有医生对照着美国国立综合癌症网络(NCCN)指南一章一章学习,然后讨论形成操作性的共识,最后汇总成一本小册子,人手一本。

这样做,能使这里的患者无论遇到哪个医生,得到的治疗都不会有太大差异,而整个科室对患者一线、二线、三线的治疗都不会乱。

而这个基本功的训练,对年轻医生的培养也很有意义。

周彩存教授说,同样搞肿瘤,其他医生一般是看一系列疾病,比如消化道肿瘤,有胃癌、肠癌、肝癌、胰腺癌等。"而我们只看肺癌这一个病,作为专病医生,把围绕这个病 360°的事都搞清楚并且会操作,对充分理解这个疾病,领悟出各种现象背后的内在联系很有好处。"

这又是一种"win-win(双赢)"。

而现在很多年轻医生动不动就说要转行,其实生活到哪儿都很辛苦,你花了那么多精力和心血,人生最美好的年华都投入到医学生涯中,贸然离开太划不来了。

周彩存教授说:"医患关系紧张是这个特殊的时代造就的,总会有改善的,相对人生几十年而言这个时期或许并不漫长。凡事想开点儿,忍耐是一种智慧。"

给年轻医生的建议：爱上你的工作

（此文首发于2014年9月17日健康界网站，原标题:《爱你的工作：60后医生谈职业发展》，作者刘颖慧)

"做自己喜欢做的事，心态很重要，抓住一切机会学习，情商比智商重要，眼界比做事重要，凡事想开一点儿。"这是周彩存给年轻医生的建议。1962年出生的周彩存医生，认为自己是中国医生中最幸运的一批人。

现任同济大学附属上海市肺科医院肿瘤科主任，也是同济大学的教授、博士生导师、肺部肿瘤研究所所长、肿瘤学系主任的周彩存教授给年轻医生的建议，具体如下。

▷ **做自己喜欢做的事**

把自己在做的工作都变成喜欢的事，首先要改变心态。在教学医院医生通常除了临床工作任务，还有教学和科研任务，而且每件事情都很重要，但你不能把他们视为负担。教学虽然很辛苦，你教给学生东西，学生也会反馈给你很多，这是一种"win-win"（双赢）。科研其实也很有趣，对临床工作是有促进作用的。

现在做医生的确不容易，因为时代变化了，但是我们要体谅患者，他们更痛苦。患者很迷茫，他们缺乏医学知识，即使是从网上查询到一些信息，也是不知道如何筛选有效信息。假如你设身处地为患者着想，像对待朋友一样对待患者，就很容易得到患者的理解，这样工作起来也很有成就感。

总之一句话，先调整好心态，一样的工作，会做出来不一样的效果。

▷ 抓住一切机会学习

我一开始在蚌埠医学院附属医院工作，这个医院不大也没有名气，能够从这里走出来到日本学习，在于能够抓住机会学习。年轻医生工作的早期非常关键，得学会主动学习。在我国，即使是教学医院，很多老师的教学意识也并不强，老师似乎总是很忙，没有时间专门指导学生。我就随时准备好要问的东西，老师有空的时候随时凑上去，老师自然会教，这样提高就会很快。

其实现在医生的学习条件更好，更容易获取信息。现在很多年轻医生英文好，计算机好，他们会觉得自己什么都知道，但是这个"知道"其实是浮在表面的，不能深入下去，问三个问题就哑住了，这是很危险的。

学问学问，有学有问，把原先不懂的搞懂，要不断汲取知识，还不能盲从，要学会质疑。如果连问问题都不会，那也是很难提高的。

▷ 情商比智商重要

我们有很多年轻医生不知道如何去和别人相处，其实做医生情商比智商还重要。与患者相处的时候，你要学会共情，试着去理解患者。

比如我们的肺癌患者，很多来的时候就是晚期，而中国特色是治不治疗的话语权掌握在家属手里，你就要学会与患者及其家属交流。尽管国外要求一定要把病情告诉患者，但国内情况比较特殊，你先要弄明白家属是不是非常介意患者本人知道，告知的时候也要有技巧。有些医生上来就硬邦邦地告诉人家："你现在是肺癌晚期，没治了，大概还能活几个月。"说的都是实话，但是让患者和家属很难接受。我们可以缓和地跟人家说："你得了肺癌，虽然已经是晚期，但也不是只能听天由命，现在我们有化疗、放疗和靶向治疗可以选择，还有不断研发的新药。虽然对于晚期肺癌目前的医疗手段还不能治愈，但我们有很多减轻痛苦的方法。"这样患者和家属就易于接受。患者和家属舒服了，他们对你的态度自然就好，你也少去很多纠纷或者不必要的麻烦。很多医生还是不能完全理解这个道理。

其实跟每一个人相处都是相互的，学生教好了，学生们会很开心，就主动地去学习、工作，这样你也会很开心。为合作伙伴考虑，就会有更多的人愿意和你一起合作，多中心大规模的临床试验才能够进行，人家会觉得我不是在为你做事，而是在为自己的前程做事。为别人考虑，其实就是为自己考虑。

说白了，就是要让别人感到舒服，让患者舒服，让学生舒服，让合作者舒服，那么自己自然也会舒服。

▷ 眼界比做事重要

说到做科研，Vision（视野）很重要，使命感也很重要。假如一个医生的视野很窄，是很难成为一个好医生的。如果医生没有一个很好的使命感，仅仅把看病作为一种谋生手段，也很难有动力去做科研。

很多人觉得做科研很难，其实科研的方法并不是很难，难就难在选择做什么。要看别人在做什么，时刻盯着世界的前沿。我只要有时间就会看文献，每年发表的肺癌论文几乎每篇都要过目，感兴趣的下载仔细研究。在科学界很残酷，只认第一，不认第二，如果你落在别人后面，就很难得到大家的认可。

其实临床工作可以发现很多问题，发现相关迹象以后，比对已有的研究，就可以研究寻求解决方法。临床医生也应该注重转化研究，把临床和基础结合起来，试试看如何从基础方面解决临床问题，如何把新技术应用到临床上面去。转化医学其实一点都不高大上，挺接地气的。

▷ 凡事想开一点儿

现在很多年轻医生动不动就说要转行，其实这是很不划算的。80后的年轻人几乎没有吃过苦，受的挫折少，遇到点事就很容易想不开。生活到哪儿都很辛苦，离开这个行业，到其他的行业还会有其他的困难和痛苦，有人说医生被杀的概率高，其实跟警察比好多了。想一想，花了那么多精力和心血，人生最美好的年华都投入到这个领域中了，贸然离开太划不来。

要知道医患关系紧张是这个特殊时代造就的，总会有改善，相对人生几十年而言这个时期或许并不漫长。凡事想开点儿，忍耐是一种智慧。当然，如果是没有兴趣，就另当别论了。

记者手记

我和周彩存教授是在病房走廊里"遇见"的，几乎同时认出了对方。

他的诊室面积不小，但工作区域只占了1/5不到的一个小角落，完全只能坐下他一个人：正着身面对患者问诊，操作电脑时椅子左转90度，看片时转180度。

他问我：你知道我门诊为什么不带学生吗？

"因为带学生的话我速度要慢很多。我打字很快，自己一边问诊一边打字，问完了电脑里就打完了。"他解释说。

周彩存的门诊，经常像哄孩子一样。

有一个患者做完手术后，在网上乱查，被吓得够呛，跑来周彩存的门诊求认同:"我在网上查了,我这种病就算复发也不会那么快转移,对吧?""哇,你懂这么多啊。"周彩存一句夸张的称赞,她马上意识到自己好像做得不对。

有一对老夫妻来看病,结果忘带片子了,老太太一着急开始用上海话责怪老爷子,周彩存赶紧给老两口劝和:"别生气,别生气,你明天带来我给你看,不要挂号,我给你看。"

一个乳腺癌患者,转移到肺了,从福建来上海求医,结果挂的是周教授的肺癌门诊。来了一大群人,似乎没一个明白的,周彩存说:"你是黄皮肤,美国人是白皮肤,你跑到美国去也不会变成白皮肤,一样的道理,理解了吧?你要找乳腺癌医生看,如果我给你开肺癌的药,那是骗你的钱。"

患者做了两次化疗后,身体有些虚弱,年轻的妻子替他来看病,周彩存说:"好可怜哦,小细胞肺癌一定要化疗的,我给你写个方案,不良反应会轻一点。"

就这样轻轻松松,一上午不知不觉就看完了近50个号。

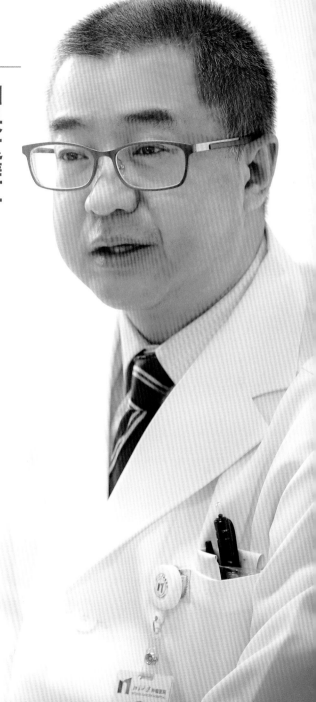

朱军

★

中国淋巴瘤联盟候任主任委员

北京希思科临床肿瘤学研究基金会副理事长

中国临床肿瘤学协作专业委员会（CSCO）执委会常委

北京大学肿瘤医院党委书记、大内科主任、淋巴瘤科主任

如果这辈子
一定要得一次肿瘤，我选淋巴瘤

专业特长

淋巴瘤、血液肿瘤、造血干细胞移植及生物免疫治疗

他将办公室的门牌号设定为"99086（救救淋巴瘤）"，他知道在最合适的时机出手"挽救淋巴瘤"。

淋巴瘤，是"明星癌"，曾夺去了高仓健、罗京等许多明星的生命。2013 年，创新工场 CEO 李开复也公开透露自己罹患淋巴瘤。

淋巴瘤，还是白百何主演的电影《滚蛋吧！肿瘤君》里那个最正宗、最可怕的"肿瘤君"。

然而，朱军却说：如果这一辈子老天一定要我得肿瘤，那我希望是淋巴瘤。

因为，淋巴瘤是目前治愈率最高的肿瘤之一；即便有时不能治愈，它也能给人一段较长的时间，让人对生活有了新的体验。

朱军是北京大学肿瘤医院淋巴瘤科的主任，十几年来一直率领着我国成立最早的淋巴瘤专科团队。科室近十余年每年接诊的淋巴瘤新患者、住院人次，每年累计进行的淋巴瘤自体造血干细胞移植总数，都是国内第一。

他还是北京大学肿瘤医院党委书记。

"我很认真对待'书记'这个岗位，但我最用心、最爱的还是当淋巴瘤科主任。"他甚至将办公室的门牌号都设定为"99086"，即"救救淋巴瘤"。

遇见·朱军
如果这辈子一定要得一次肿瘤，我选淋巴瘤

癌症，是"众病之王"，治愈，是人类的心愿。

1

书记是最会做思想工作的人，朱军书记给患者做思想工作的"话疗"，更是相当"治愈"。

"别听人家瞎咋呼，如果他不懂，又不是大夫，再吓唬你，要你赶紧去做化疗，你就对他说：'要不你自己去化疗？你自己打药试试。'"

"我这头发，如果打化疗掉了，没准新长出来的就是黑发了，我有时候想啊，要不要也打打化疗药试试？"

"简单点，少想一点，别一天到晚琢磨着找自己的毛病。组织就总是在找我们的毛病了，你比组织还厉害，天天自己都在找毛病。"

......

化疗和"话疗"，是肿瘤内科医生的两大武器。经过这样的"话疗"，朱军的患者常常比较从容淡定，或继续化疗，或带瘤观察，或等待"判决"。

朱军对患者，从不吝言语。跟访他的门诊一上午，光整理他与患者交流的录音就将近 3 万字。他会让患者从出现症状开始，到最后一次就诊，从头到尾把整个过程捋清楚，然后带着患者一起"复习"各种检查单，用手一边指一边读一边解释。

他会帮助患者从整个淋巴瘤版图中找到自己的坐标，再征求患者自己对疾病的治疗意愿，然后从专业的角度，同患者商量出最适合的治疗路线。他形容说，"给患者拟定诊疗方案，不是只炒一盘菜，而是要安排他的整体膳食。"

一个高大帅气的小伙子，经过第一阶段的治疗，他左右锁骨边上肿大的淋巴结完全消失了，表面看起来轻松的他，离开诊室前还是忍不住再问到："这病能治愈吗？"

"绝大多数都治愈了啊，必须要有这个信心，至少我觉得有85%~90%以上的把握治愈。即使运气不好几年后又有事了，按照我说的这条路走，依然有60%~70%的把握治愈，所以不要怕。"

看着朱军处理病情的举重若轻，让人不禁有一种错觉，这病好像没那么可怕。因为他经常给出的结论是"暂时不需要治疗""继续观察"。患者问他要注意什么时，他说："吃好饭，睡好觉，长点肉，听老婆话，没事就背着手出去溜达就行。"

2

"不要怕"，正是朱军要向每个人传达的最重要的信息。

他说，淋巴瘤是目前治愈率最高的肿瘤之一，它的治疗过程本身，也没那么可怕。

朱军教授领导着中国最早成立的淋巴瘤专科，20年来潜心研究淋巴瘤，他说："实际上淋巴瘤不是单一的一种病，而是一大组疾病，包罗万象，一辈子

·"武功的最高境界是'心中有剑，手中无剑'，知道在最合适的时候出手。"

都难以穷尽。"

大部分的肿瘤，"早诊早治"很重要，但淋巴瘤并非完全如此。有些类型的淋巴瘤发展很缓慢，可以长时间观察等待；有些则要尽快治疗，治愈的希望也很大。

他将观察和等待，比作是医生与淋巴瘤之间的高手对决，"武功的最高境界是'心中有剑，手中无剑'，知道在最合适的时候出手。"

朱军有一句名言：如果这一辈子老天一定要让我得肿瘤，那我希望是淋巴瘤。

不仅因为，淋巴瘤有时能治愈；还因为，即便有时不能治愈，它也能给你一段较长的时间，帮助你对生活有新的体验，感受健康、生命和时间对家庭、爱人、孩子的重要性。

医生除了挽救生命，更为重要的是引导患者或家属能够理解死亡或疾病。

"能不能治好是另外一回事，至少希望患者和家属，他们跟我见过面，跟我聊完以后，心里能稍微舒服一点，轻松一点，能看到希望。"朱军说。

3

医患间常常会有微妙的心理博弈。

那天门诊来了一对夫妻，朱军教授把整个病程复盘一遍后，给出一个基本判断"没事了"，患者马上开心地说："没事了？"然后开始试探，"那就不用化疗了吧？"

·"医生和患者任何一方过于
强势或强大，都可能使治疗
之路走偏。"

"这话我可没说，你不要带着这个目的来诱导我。"朱军笑着识破了患者的"意图"，并要求看最近的检查结果。患者说："那些都正常，放住院部了。"患者不小心说漏了嘴。朱军这才意识到什么，撸起患者的衣袖，患者手腕上的住院腕带露出来了。

原来，科里医生已经给患者办了住院开了药，准备继续做化疗。可是他们觉得自己没事了，不想再化疗，甚至连机票都偷偷买好，就等最权威的朱军教授那句"没事了"，他们马上就想"飞越淋巴瘤"。

朱军哭笑不得："好家伙，你们有预谋地藏起腕带，合起伙来骗我啊。"然后明确建议他们，别想太多，马上回病房，继续完成治疗。

同样的"坑"，朱军曾经却没有避开，狠狠地掉了下去。

他常常想起曾经的一个患者，已经去世多年了。这位患者在朱军谨慎地建议可以"观察观察"后，就像得到"圣旨"一样向另一个极端飞奔而去，不复查，不治疗。根本不理会朱军反复强调的"一有动静就赶紧来"的叮嘱，还故意"骗"朱军自己很好。当他再回来时，已然无可挽回。

朱军心疼他用自己强大的意志力忍受身体的痛苦，作为医生的内疚和自责至今仍难以释怀。"我作为医生，曾经在他生命中出现过，我本来有机会救他，或者至少让他多活几年。"

医生是患者的帮助者，患者是医生的老师。

然而，医患之间，由于医生天然处于医学的制高点，很容易产生一种错觉，认为患者理所当然要听自己的话。这位患者，让朱军深刻反思："医生不能过于自信，不要以为自己能掌控别人，很多人的智商和意志力都比你强大，你根本影响不了他，更控制不了他。"

因此，在面对患者时，医生除了诊断病情，还要对患者的能力和自控力做出判断，在医疗原则的框架内，找到医患相处的平衡点。

"医生和患者任何一方过于强势或强大，都可能使治疗之路走偏。"朱军说，医生要理解并尊重患者的意愿，患者也要明白，需要通过医生的帮助，才可能找到一条正确的路。

医生如斯，是真正的谦卑。

4

和朱军书记聊天，他的坦诚与激情，让人很真实感受到他军人出身的特质。

北京大学肿瘤医院很年轻，刚成立 41 年。现已是国内排名前五的三甲肿瘤专科医院。而如今的医院领导班子，每个人都个性十足、思想 Fashion，骨子里都透着倔强和朝气。

牵头的临床试验数量，从某种程度上反映了一家医院的实力和影响力。国家食品药品监督管理局（CFDA）统计并公布，2016 年中国肿瘤临床试验的报告显示，北京大学肿瘤医院的临床试验总数全国排名第二。

医院的今天，与 20 年前相比，完全不可同日而语。

1997 年朱军从以色列回国，此前 3 年，他在希伯来大学的哈达萨医学中心骨髓移植科工作及攻读博士学位。1998 年，他从解放军 301 医院转业，来到了这所搬到新院不到 3 年的北京大学肿瘤医院。

"刚过来时最大的体会就是，这里太清静了，上午出门诊，一会儿就没患者了。"朱军说，而更神的是，来医院不到 1 年，他还在急诊轮转时，没事先的组织谈话,也没有谁预先告知,自己就突然被任命为淋巴瘤科主任了,半年后,又突然稀里糊涂被任命为院长助理。

每个人的成长,有偶然也有必然,但最终起决定作用的,还是每个人的内在功力。

刚刚懵懵懂懂走上管理岗位,朱军就被人猛浇了一盆冷水。

2000年,在香山举办了一个医院管理培训班。晚餐后,朱军和本院另两位院长助理,一起去拜见一位肿瘤界"大腕"。当三个年轻人毕恭毕敬站在"大腕"面前时,前辈一边剪指甲,一边发问:"你们有患者吗?你们收得了吗?一天能做几台手术……"

言语中毫不掩饰的不屑,深深刺痛了不到40岁的朱军:不能再这么混下去了!

正所谓,知耻而后勇,知不足而奋进。随后几年,年轻医生们不断出国进修学习,北京大学肿瘤医院逐渐进入了快速成长期,这批医生如今已成长为北京大学肿瘤医院的中坚力量。

2003年,"非典"暴发。朱军的淋巴瘤科10楼病房被确定为医院的第一线,即全院新收患者首先在这里住2~3周,确认没问题再转到别的科室去,一旦出现一例非典病例,医护人员和患者就要一起被封在这层楼里。

命令一出,立马有个护士来找朱军理论,表达困难,要求转岗。朱军和其他医护人员都留下了,坚守岗位。朱军说:"如果真的封了,我们就一起在这儿待着。"

朱军的担当和执行力,让他从众多科主任中脱颖而出。随后担任了党委副书记、工会主席、副院长。2012年,他正式接班成为医院的党委书记。他见证并参与了医院快速成长的20年。

领导的胸怀决定了事业的格局。

这20年里,北京大学肿瘤医院全面开花。仅内科就成长出一批国内顶尖的专家,带动着各个病种的临床和科研全面发展。在2016年的中国肿瘤临床试验的报告中,担任PI(主要研究者)的临床试验数量排名前五的9位专家中,北京大学肿瘤医院就占了1/3。

内科除了淋巴瘤专科,还有消化肿瘤内科的沈琳,肾癌黑色素瘤的郭军,胸部肿瘤内科的王子平、方健等,一大批人都已经是国内有影响的学科带头人。作为大内科主任,朱军很自豪。

优秀的医生是医院最宝贵的财富,这种整体的力量,正是在一定时间范围内,难以复制的核心竞争力。

对话·朱军①:患淋巴瘤是一次生命觉醒的机会

▽戴戴·您的患者经您一鼓励,就像一个个可以上山打虎的勇士一样,什么都不怕了,什么化疗、掉头发,都不是事,很轻松的样子。而你也有一句名言,如果人这一辈子一定要得一种肿瘤,那就选淋巴瘤。淋巴瘤究竟可怕还是不可怕?

▲朱军·你问到一个特别实质性的问题,淋巴瘤它是一组疾病,分型最多。我只看淋巴瘤,好像很单一,但实际上它的内涵包罗万象,一辈子都穷尽不完,复杂性也是它的魅力所在。所以对有些患者,我说可以慢慢观察,慢慢等待,这种"观察等待"实际上我认为是一种很好的治疗方式。

我们跟肿瘤打仗,它是高手,我也是江湖高手,江湖高手面对面的时候最厉害的是什么呢?是心中有剑,手中无剑,什么时候出手是最重要的。观察和等待实际上不是消极对待,在某种程度上是积极地调整,如果运用好了,就能以最小的代价给患者带来一定时间范围里最好的生存结果。不花钱、压力小。但是要运用"观察等待"这一方案，需要医生和患者掌握良好的节奏。

▽戴戴·这种掌握包括患者的心理上。所以您在门诊中经常对患者说，可以等等，但如果你老嘀咕，咱就马上把它做了。

▲朱军·对，你需要预见和估计这个淋巴瘤什么时候会变，变之前的这段时间给患者带来的压力，有些患者你不给他治，这段时间他很痛苦、很纠结，但在你面前还要伪装得很轻松、很不在乎。所以，我经常会故意和家属打趣，问他们，"他在家里是不是特不听你话？"其实就想侧面验证，因为他难受的话，一般会表现为折磨身边的家人。所以，观察等待这个方案，需要综合考虑才能使用。

淋巴瘤太复杂了，有些可以观察等待，有些必须立即治疗，有些巴不得越快越好的治疗。正因为淋巴瘤有这样的一些特点，一部分患者对放化疗特敏感，治愈率比较高，我们要果断通过放化疗来治疗，争取尽快治愈它。还有一部分患者发展很缓慢，在一段时间可以暂不管它，甚至还有极少数患者有自愈的现象。

▽戴戴·但也还是有很多人因为淋巴瘤死去。

▲朱军·像熊顿（注：电影《滚蛋吧！肿瘤君》改编的同名漫画作者，已去世），她的前期治疗不在我这儿，前期治疗失败后找到我。不管怎么样，每一个患者我们都觉得他不该死，但是一定有相当一部分患者死了，甚至是一半以上的患者都要死。那么每一个患者在这个过程中可能都有他的原因和纠结，或者有我们的经验和教训，但是死亡必然是一部分患者需要面对的。

▽戴戴·这是医学的局限导致的。

▲朱军·对，医学是有局限的，不管医生怎么努力，都会有一部分会死亡。但作为医生，我认为我们要传递给淋巴瘤患者和家属的第一个信念就是，他很有可能不会死。

▽戴戴·希望。

▲朱军·是的。我会告诉他们，首先，我们一起商量一个最适合你的方法，去争取治愈的希望。第二，治疗没那么恐惧，无论是面对死亡的恐惧，还是治疗过程中的痛苦，甚至在某种程度上你可能还会有一种新的体验，没多少痛苦就扛过来了。我之所以说，"如果一生必须要得一种肿瘤，我会选择淋巴瘤"，就是因为它治愈的比例很高。一个人得过肿瘤之后还活着，对生活将会有新的体验。我会更加珍爱生活，爱惜家庭，没准以前很多坏毛病，比如只顾事业不顾家的问题，在死里逃生之后，你会更加明白健康、生命、时间的重要，会更珍惜与爱人、孩子在一起的时光。

▽戴戴·很多人常常会觉得我先挣钱，等退休了再好好陪家人。

▲朱军·是的。但有些人生病之后，反而会感觉生活不一样了。其实疾病也是一堂课，有的人会顿悟，好像变了一个人，明白生命都是有限的。我作为医生，我需要告诉患者，一是这病能治，二是得了这病并不是马上会死，三是要走正确的路。

对话·朱军②：医生要和患者一起商量"走正确的路"

▲朱军·我觉得一个高水平的医生和患者一起商量出共同认为是最正确的路，少走弯路，不走错路，不掉在坑里，不去骗人家，这是最重要的。至于这条正确的路能不能走到胜利的彼岸，这不完全是我们能决定的，疾病有时候要看运气。有些东西，是医生决定不了，而能决定的是，我会陪你走正确的方向，这个方向是我们共同认定的，无论未来结果如何都不后悔。

所以，走正确的路，最初是要有好的沟通，取得最大的信任度。对我的患者，无论他处于什么阶段，我都会把后面的病情会怎么发展、我的治疗路径是怎样，都大概描述出来。然后告诉他，从医学专业上的研究和分析，以我们现有的对这个疾病的认知情况，我认为你应该这么走。

▽ 戴戴 · 也就是说您会把整条路的规划告诉他，包括路上会遇到什么情况，将怎么应对，因为这条路您带很多人走过，很熟悉。

▲ 朱军 · 对。对前方的路，患者自己要心里有数，我不是来一个客人只炒一盘同样的菜，只管一餐饭，而是要安排他的整体膳食。我要让他明白，我对他的病很了解，我知道你明天会面对什么，后天会面对什么。我觉得这是医生负责任的态度。

▽ 戴戴 · 我听您的门诊，您不仅告诉他明天要做什么，后天做什么，还会去看他昨天做了什么，前天做了什么，和他一起搞清楚前面的治疗逻辑和思路，再说您建议的方案。

▲ 朱军 · 我这样做是想帮助患者减轻压力，如果对自己的病一头雾水，患者是不可能放松的。现在有些医生有一种不好的心理就是，见到一个新患者的时候，会先吓唬患者。

▽ 戴戴 · 想用自己的权威给患者一个"下马威"。

▲ 朱军 · 对。让你就范、恐惧，然后你就乖乖听我的话，好坏都是我说了算。

▽ 戴戴 · 这是一种知识的傲慢。

▲ 朱军 · 我觉得这特不公平，因为你是站在专业的制高点上，有点像欺负人一样。而医生，应该是对一个遇到困难的人，在他很无助的时候，应该放下身段和他商量一下，让他能明白你知道他现在是恐惧、无知，希望他跟你聊完以后能轻松一些。病能不能治好是另外一回事，至少他跟你见面聊完之后，你让他心里稍微舒服一点，让家属舒服一点，让他们相信明天很安全，不会出什么问题。但有的医生不是这样，给患者或家属第一次交待病情时，首先往死里交。

▽ 戴戴 · 先让患者做最坏的打算。

▲ 朱军 · 这是一种方式。

▽ 戴戴·降低期望值。

▲ 朱军·对。我觉得其实给他一点希望，然后让他更理智一点，我们沟通的效果会更好，是尊重他，也是在帮他。如果医生真心这样，患者是能理解，能体会到的。因为首先你不是糊弄人，你不是欺骗他，你只是真心帮他把恐惧、紧张降低一点，一个正常的人能理解，然后才能听得进后面的解释，知道病情会怎样慢慢地变化，他是能接受的。没有必要在他本来就无助的时候，再给他来一个棒子，把他打懵。

▽ 戴戴·患者信任你才来找你，然后被信任的人当头一棒，这种打击更大。

▲ 朱军·对。所以，医生的沟通能力非常重要。因为你面对的患者是形形色色的，不能都用一招。有些人可能用我这种"给希望"的方法就不适合，有时候医生真的不能过于自信，因为很多患者的智商和毅力是超过你的。

对话·朱军③：医生不要以为你能掌控所有患者

▲ 朱军·我曾经有一个患者，找到我之前已经在外面看了好几年，最后找到我。等我们把他治得好了一点，他就跑出去自己治了，不行的时候又回来找我们，来来回回两三次。他出去后，用过各种各样的"土疗法"，什么"两眼望太阳""穿个裤衩背心关在笼子里让蜜蜂蜇"……他有很多奇异的想法，他太自信，觉得自己很强大，你根本掌控不了他。

还有一些人，你貌似能够了解他掌控他，其实这只是他给你的假象，实际上他比你强大得多。这是我在另一个患者身上得到的更惨痛的教训，直到现在都还很难过。

这个患者发病以后，他坚决不相信自己患了淋巴瘤，虽然已经在别的医院做过治疗，但他的诊断的确不明确。他去了很多权威的地方会诊，结论都不统一，这就更增加了他的怀疑。

在这样的背景下他找到了我，他的各种检查结果难以判断，再加上他第一次见我时身体的确没什么症状。考虑到他这么抗拒化疗，我就说，我们可以观察观察、调整调整再看。

结果他听到我说可以"观察"，就像得到"圣旨"一下，瞬间就跑走了。

而实际上，我说可以"观察"的同时也反复强调，要他身体一有动静，比如发热了、长包块了或有任何不舒服，都要随时来找我看，到时候再取病理做活检明确诊断。但后面的话，他根本就没听进去。

现在回想起来，他在那个过程中身体其实已经很难受了，但他不信自己是淋巴瘤，也不告诉我，就用自己强大的意志力在忍着，作为医生我真的很心疼。等最后实在顶不住了再来找我时，已经非常晚了，根本来不及了。

这个事情对我是一个非常大的打击。我就觉得，我作为医生，因为医学的不确定性无意中给了他一点点"不是"的可能性，没想到被他放大变成了超大力量走到那条路上去了。而我的本意是由我这个专业医生看着他走一段，结果我根本掌控不了他，他离开我的视线往那条路上飞奔，根本拽不回来了。

▽戴戴·从另一个方面说，也许他其实已经拿定主意，只是在等您那句话而已。一个人只会相信他愿意相信的东西，他只能听到他愿意听的话。

▲朱军·我一直没想明白那件事，但你提醒我了，他就是在等我那句话，某种程度上他们选中了我，就是在等我那句话。

▽戴戴·所以，你觉得你当时应该敏感地知道他在期待什么，不能吓着他，但也不能给他任何"侥幸"的幻想。

▲朱军·是的。医生必须很谦卑，不要以为你是医生，你站在专业的高度上，别人就会听你的话。实际上有很多人在各方面的控制力、智商都比你

强，你根本掌控不了他。所以，对这个患者，我是相当遗憾的，甚至有点内疚和自责。

▽ 戴戴·您觉得，你曾经在他的生命中出现过，本来你有机会也许可以让他多活几年。

▲ 朱军·对。当时是想给他一点点希望，没想到反而是给了他逃跑的机会。从那以后，我就告诫自己，和患者接触的时候要有一种警惕性，你要尊重他，但如果他反过来想利用你的判断来强化他自己的想法的时候，你一定要警觉。我常想，如果那个时候我识破了他，我可能会说"你如果不这么做，你就别来找我了"，逼着他丢掉幻想，他也许会出于无知或害怕继续接受化疗。

而我最痛苦的是，他每次对我说的话，我都认可他真的按我说的在"观察"。我说，我觉得你瘦了，是不是身体有什么不舒服？他都说，我很好，有这个"保佑"那个"看护"。

▽ 戴戴·最后确诊是淋巴瘤吗？

▲ 朱军·确定是淋巴瘤，而且是很恶性的一种淋巴瘤类型，最后再回来找我时，已经很晚期，骨髓、肺都有侵犯，从发病到去世不到 1 年。

▽ 戴戴·我知道现实是没有"如果"的，但还是想问，如果他当时听了你的话，观察期间一有动静就来找你规范治疗，结果会怎样？

▲ 朱军·我想我可能会给他做自体造血干细胞移植，至少这个方法还有 1/3 的可能性让他坚持一段时间，甚至还有 1/3 的可能性有治愈的希望。

▽ 戴戴·所以我发现你在门诊时经常说，患者是来"考"你的，他们明明在别处看过病，但故意不说，就想看看你说的是不是跟别的医生一样。

▲ 朱军·对。有很多这样的患者，而且有些人很会伪装，医生常常是斗智斗勇。

对话·朱军④："患者亲历"的文章值得借鉴吗

▽戴戴·那天在你的门诊遇到一个患者，拿了一本别的患者写的书来和你探讨，你怎么看待这种"患者亲历"的书或文章？

▲朱军·首先，我对这些能写书的人都充满敬意，他们用心、细心，而且有一定的责任心，因为对他们来说，写不写出来对自己的病情没有什么意义，完全可以不写，自己舒舒服服呆着挺好。他一定是觉得自己的经验对别人有帮助，所以才会去做这件事。

第二，他们是疾病的亲历者，会从患者的角度对疾病有比较完整的表述，比如说自己为什么得这个病，怎么治的，遇到过什么问题等等。这样的内容对于其他得同样肿瘤的患者能有一定的帮助，来自患者的鼓励、榜样是可以让患者减轻一点焦虑的。

第三，患者自己写亲身经历，如果他仅仅是为了挑战医学，或医生判断的失误，我觉得他有可能会给其他人带来一些误导。因为作者是从患者的角度进行的主观判断，这样的内容，非医疗专业人士就算病在自己身上，也不一定能把这个病说对。而对于没有医学知识的普通读者来说，没有专业上的辨别能力，无法判断出作者的判断是对是错，反而他们会觉得作者和自己"同病相怜"，容易盲从盲信。

当然了，患者也会从自己的角度来看待目前的医学，他们的视角和医生完全不一样。所以，我不觉得这些书出来就会教坏人，我不这么认为。

▽戴戴·医生只是在观察这个疾病，而患者是在体验这个疾病。

▲朱军·是的。患者的亲历会把方方面面的事都写上，这其中有一些内容对其他患者还是有帮助的。我看这样的书，也是受教育的过程，我可以知道患者是怎么看我们的，我可以从他的视角里去认识我们自己。

▽戴戴·但文字有时候是有欺骗性的。

▲朱军·怎么说呢，还是要看作者本人了，有些时候，因为某种目的，他写的并不一定是真实的，或者只是部分真实，有一些东西会有意或无意地被忽略了。我们医生能看出来，但普通读者看不出来。总之，我作为医生，这样的内容能让我更了解患者会怎么想、怎么做，我也能更好地帮助他们。

▽戴戴·所以您觉得大部分患者写自己的"亲历故事"的初衷，不是为了教坏别人，而是为了帮助别人。

▲朱军·对。有些人从这样的书里能得到一些启示，比如对生命的思考，对生死的豁达，这些都是很好的。反过来说，这一类的书都是非医学专业的患者写，那么懂这个病的医生怎么不写？可能医生觉得没有工夫去写，或者觉得写这些书没有多大的价值。但是患者真的是有这样的需求啊，你没有给正确的指导，他们当然就会到处找东西。

记者手记

在"遇见"朱军书记之前，虽然早就知道淋巴瘤的朱军在专业上很厉害，也知道他非常温暖平和，但我还是有"成见"的，因为他是医院的党政"一把手"，是最"讲政治"的人，所以对于某些内容，我并没有太高的期待值。

但是，我错了。

由于跟访专家的主要工作场景是我采访的一个重要内容，想着党委书记一定会有很保密的工作。所以，在联系采访时，我提前告诉朱军书记：如果需要我回避的，请告诉我，如果没有告诉我，我就默认是对我开放的。

我万万没想到，整个采访过程，我几乎完全没有"禁区"，包括他的门诊、查房、接待台湾地区的同行、在办公室的各种接待等等。有些场合我"识趣"地主动站起来回避，他马上说：没关系，你可以在边上听。

除了一个地方我没有去，就是周五那天中午，朱军要陪父母吃饭。那天查房结束后，在办公室聊着聊着就忘了时间，到12：30时，他一看表，坏了，老人家等久了，然后特别抱歉地告诉我必须要走了，平时太忙陪老人的时间太少，所以只要自己在北京，每周都会至少安排一个中午的时间陪他们吃饭。

还让我没想到的是，在专访中，朱军书记不仅没有"讲政治"，还特别坦诚而信任地完全打开，包括医院的发展中曾经的"野蛮生长"、管理上从不成熟一步步走来等等。会毫不客气地说某个同事"那头偏牛"，口气里满是欣赏。

还有，无论是门诊、查房，还是在我们私下的交谈中，他从来没有"怪"过患者：面对患者故意"骗"他，他也是在自责"为什么没有及时识破他"；在聊到可能"误导"别人的"患者亲历"时，他更是说"我不觉得这些书出来就会教坏人，我不这么认为"，而且能让自己更了解患者，可以帮助自己能更好地帮助患者。

更重要的是，他给我打开了医学人文思考的又一扇窗——他从一个患者的经历中反思，而生出对医生要谦卑的思考。

他用了"谦卑"这个词。

这是我特别喜欢，也特别感动的一个词，不是谦虚，也不是谦逊，"谦卑"不光是一种态度，更是一种能够躬身、蹲下的行为。我想，能懂得这其中之微妙的人，对医生来说，是真正能够对患者蹲下、躬身去安慰的，包括身体，也包括精神。

在查房时，我的头不小心撞到了挂在墙上的电视机。朱军医生经过我身边时，习惯性地摸了摸我的头，温和地笑了笑。